KB252973

한의학의 암(癌) 진단과 치료

KSi 한국학술정보(주)

한의학의 암(癌) 진단과 치료

최희석 지음

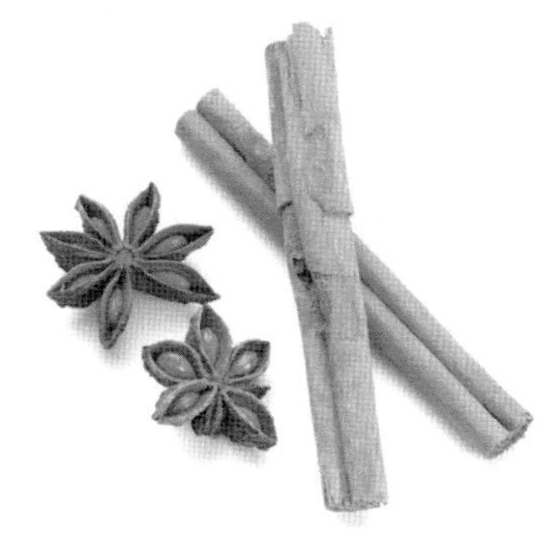

KSi 한국학술정보(주)

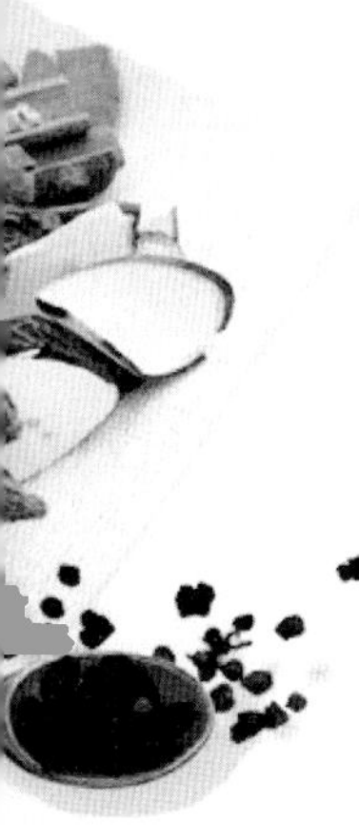

차례

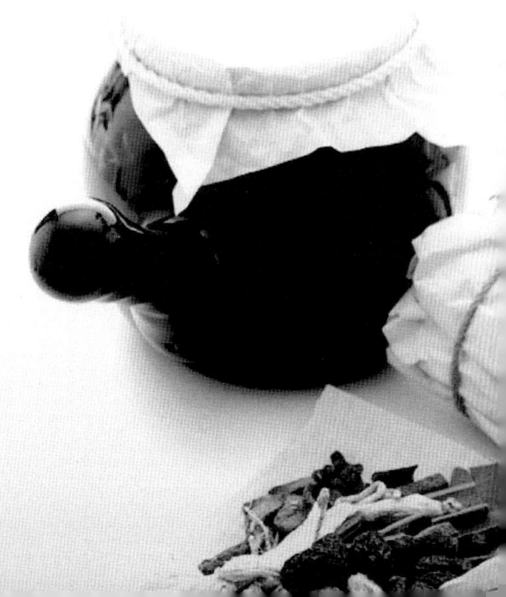

01

기술(記述)하게 된 동기와 목적

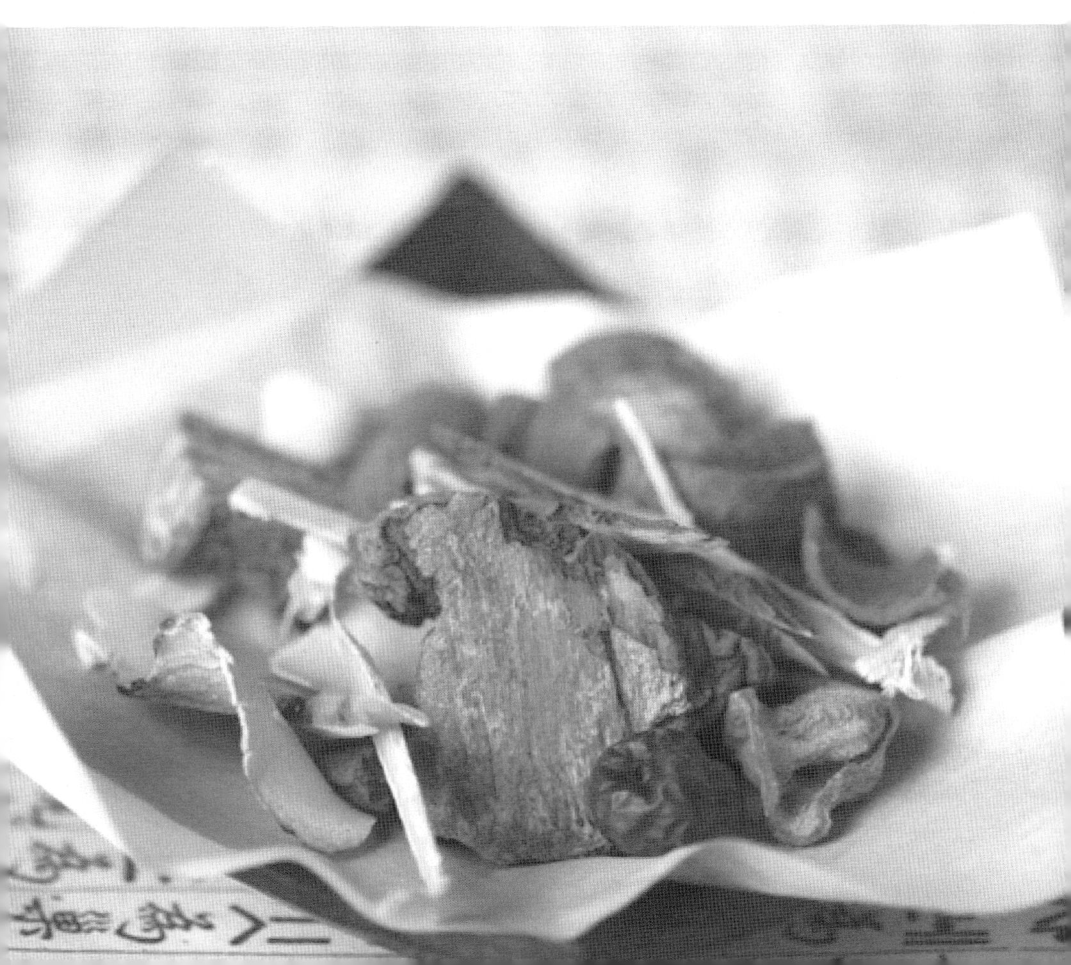

기술(記述)하게 된 동기와 목적

사람들은 암이라는 질병에 대해서 얼마나 알고 있을까? 한 집안에 한 명 이상이 암으로 사망하거나 암 치료를 받아야 하는 상태라는 이야기들이 그리 멀게만 느껴지지는 않을 것이다. 암은 현대인 사인(死因)의 1/3~1/4에 해당하는, 우리에게 전혀 낯설지 않은 질병이다. 지금 본인이 혹은 집안의 한 사람이 암으로 투병하고 있다고 가정하여 보자. 그런데 본인과 그의 가족들이 암이라는 질병에 대해서 얼마만큼 지식을 갖추고 있을까? 설사 자신이 보건의료인이라고 하여도, 나아가 암 전문 의료인으로 암환자를 진료하고 있다고 하여도 개인마다 다른 환자가 지닌 오장육부의 건강 상태와 암의 진행과정, 상태, 예후를 정확히 알 수 있을까? 정확히 아는 의료인은 얼마나 될까? 그런데, 내장의 상태를 잘 알지 못하면 치료의 예후를 잘 알 수 없다.

2010년 11월, 진찰한 적 있는 환자 두 분이 운명하셨다는 소식을 접했다. 충격이었다. 한 분은 본원에서 입원치료를 한 폐암환자였고, 다른 한 분은 과거 소성한의원 시절 낯이 익은 단골환자로 양방치료 중 단 한 번 내원하여 침 시술만 받고 가신 환자였다. 그런데 운명했다고 하니 '아직 때가 아닌데'라는 생각에 마음이 아렸다. 그리고 내가 제 역할을 제대로 하지 못하고 있구나 하는 자책이 들었다. 모든 환자는 아니지만 어떤 분은 한방치료를 받으면 예후가 긍정적이라는 생각에, 적어도 나를 찾아온 환자에게 한의학의 암 정보를 제때 분명히 제공하여 필요한 시기에 치료받을 수 있도록 기대 이하의 상황을 만들지 않도록 해야겠다는 의지가 생겼다. 그래서 이 책을 쓰기 시작하였다. 어떻게 하면 환자와 보호자에게 한의학적 암 진단의 가치와 치료의 유효성을 제대로 알려줄 수 있을지 고민하고 책에 암환자의 진단내력과 치료상태를 자세히 담아 보기로 하였다. 기술하기 시작한 후 50명의 암환자와 50여 명의 암 추정환자를 포함하여 총 100여 명의 진료를 기초로 하였다. 이를 토대로 하여 본인이 집필한『보건의료인을 위한 한방 암정보』내용을 포괄하여 자료집을 새로 낸다.

그동안 암과 연관된 연구발표는 1998년 기 측정 이후『기 측정을 통한 암환자의 진료』(1999년도)의 논고 발표,『암환자의 임상사례집』(2003년도 발행)과『보건의료인을 위한 한방 암정보』(2008년도) 등의 저술 및 강의(2004, 2005 및 2009년도)를 하였으나 이 책에서는 이보다 심층적으로 분명하게 기술하여 한의학적 암 진단과 치료에 이해를 돕고자 하였다. 내가 알고 있는 작은 부분까지 다른 의료인들도 알게 된다면 더 나은 진단과 치료를 위해 고민하게 될 것이고, 그에 따라 환자를 위한 배려가 더 커질 수 있지 않을까 하는 기대가 있다. 즉, 현대의학만이 아니라 한의학적 진단으로도 암을 어느 정도 진단할 수 있으며, 치료에서도 어느 정도 치료할 수 있는 능력이 있음을 정확히 알았으면 하고, 그리 된다면 환자를 위해서 어떤 경우에는 한의학적 진단 혹은 치료를 권유하거나 우선시할 수 있으리라 본다. 환자의 상태에 따라서는 한의학적 방법이 더 유효할 수 있기 때문이다. 아직도 많은 환자들이 자신에게 적합한 치료방법을 몰라서 고생한다. 생명과 직결된 상황에서 바른 정보가 필요하다.

1. 환자는 필요한 적기에 적절한 치료를 받아야 한다

아마도 이 책을 보는 이들의 대부분은 의료인이 아니면, 암환자이거나 암환자의 보호자일 것이다. 암환자이거나 보호자라면 무엇보다 먼저 암이라는 질병은 시간과의 싸움이라고 해도 과언이 아님을 주시할 필요가 있다. 왜냐하면 적절한 시기 안에는 치유가 될 수 있지만 그 시기를 놓치면 치료가 불가능할 뿐만 아니라 생명유지가 불가능하기 때문이다. 암은 초기부터 점차적으로 진행되어 말기에는 불치의 상태에 이른다. 전격성으로 급히 진행되는 경우를 제외하고 초기 발생 이후 수년, 혹은 십 년 이상의 과정을 통해서 병은 유지, 진행된다. 현재 초기나 2, 3기 이내라면 암은 완치될 가능성이 높다. 더욱이 현대의학에서 발견되지 않을 정도의 미발현 상태라면 완치 가능성은 100%에 가까울 수 있다. 설사 재발된 경우라도 위중한 상태가 아니라면, 치유될 가능성이 높다. 하지만 진단 이후 치료 과정에서 환자 개인에게 맞지 않은 치료법을 시행하면 병이 악화되거나 가치(可治) 상태에서 불치(不治)상태로 되는 경우도 있다. 이러한 상황에서는 치료가 오히려 독이 될 수 있다. 또한 일반인 건강검진을 하다가 암을 뒤늦게 발견하여 치료시기를 놓치는 경우도 존재한다. 뿐만 아니라 1차

암 치료를 종결했던 분도 마찬가지로 3개월, 5개월, 1년 단위의 재검진을 통해서 정기적으로 암 진단을 실시하나 뒤늦게 재발된 상태를 발견하여 결국에는 불치 상태에 빠지는 경우도 적지 않다. 이런 점으로 미루어 보아 암의 정확한 진단, 암의 조기 진단도 중요하지만 무엇보다 중요한 것은 살 수 있고, 치료될 수 있을 때, 그에 합당한 치료를 받아 완치하는 길이다.

2. 암 치료율 55%의 의미: 암 진단 이후 5년 동안 생존 확률 55%

우리나라에서는 최근 암 치료율이 높아져 55%가 되었다고 발표하였다. 암 치료율이란 암 진단 이후 5년 동안 생존할 수 있는 확률로 100명의 암환자 중 55명은 5년 이상 생존가능하며 그 나머지 45%는 5년 이내 치료나 자가 관리 중 사망한다는 것을 내포하고 있다. 그런데 암 발생과정을 보면 5년 이상 진행되는 것이 일반적이다. 암이 발생하고 자연 상태에서 진행되어 악화, 불치의 상태에 놓여 사망에 이르기까지의 시간은 암의 특성과 사람에 따라 다르지만, 일반적으로 최소 5년 이상(보통 10년) 소요된다. 다시 말해서 진단 및 치료와 무관하게 암환자는 5년 이상 생존가능하다. 사례에도 나와 있지만, 암 말기 불치 상태에서 7년째 생존하고 계신 분이 있다. 물론 특별한 경우이기는 하지만 이분은 10년 이상 암과 함께 생존한 것으로 추측된다. 아마도 암 발생 이후 말기 불치에 이르기까지 최소 3년 이상은 소요되었을 것으로 보인다. 현대의학에서 암 추정진단을 받고 어떤 특별한 처치를 하지 않고 4, 5년 생존해 계시는 분의 사례도 볼 수 있다.

그럼 암 치료율 55%는 무슨 의미인가? 암 진단이 뒤늦어 2, 3기를 지나서 말기에 진단되는 경우가 많고, 암 치료 중에 재발이 많은데 재발된 상태의 진단이 뒤늦은 경우도 적지 않으니, 현대의학의 암 치료 성과 발표는 불투명함이 다소 존재한다는 것을 알 수 있다. 즉, 암 1/2기 전후에서는 아무런 치료를 받지 않고도 일반적인 건강관리만 한다면 5년 이상 생존할 확률이 매우 높다.

암은 가벼운 상태에서 치유되지 않으면 중증, 위중 상태로 악화되어 간다. 시간이 지나면 지날수록 체력 및 생명력이 약해지기 쉬운데 낫고자 한다면 체력과 생명력을 보존해야 한다. 불치 상태의 환자라면 더더욱 그렇다. 그런데 환자가 적절하지 못한 치료를 받게 되면 건강 상태가 호전되는 것이 아니라 악화되어 끝내 회복할 수 없는 위독한 상태가 되기도 한다. 불치의 상태에 접어들면 어떤 치료를 받아도 악화를 막을 수 없다. 그러므로 치료될 수 있는 현재의 상태일 때 (제대로 적절한 치료를 받아) 치유해야 한다. 적절한 치료방법을 통해서 완치에 이르도록 해야 한다. 그 치료법이 수술만으로 가능할 수도 있고, 수술 이후 재발방지 및 잠재암증상태에서 적절한 치료일 수도 있고, 수술도 필요 없는 암증상태에서 자연치유일 수도 있다.

3. 암은 예방이 최상, 그리고 암증의 조기발견, 조기치료가 관건

암은 결코 간단한 병이 아니며 치료하기 쉬운 병 또한 아니다. 일정 이상으로 진행되면 낫기가 어렵거나 불가능하다. 설사 2, 3기에 이르렀다 하여도 100% 완치를 보장할 수는 없다. 보이는 암이 사라졌다고 하여 암이 치유된 것이 아니라 암증이 잔존하여 시간이 흐른 뒤, 재발하거나 불치의 사례에 이르는 경우도 있다. 치료가 불가능하여 암을 가지고 산다고 하여도 평생 동안 살 수는 없다. 그러므로 암은 예방이 최상이고, 미연에 미발현 상태에서 치료하는 것이 중요하다. 무엇보다 암증(癌症)을 조기에 발견하여 치유하는 것이 중요하다. '조기진단, 조기치료'라는 슬로건을 본 적이 있을 것이다. 국민건강검진을 매년 실시하는 이유는 무엇보다 암이라는 질병이 조기에 발견되어야 치료 또는 장기 생존이 가능하기 때문이다. 암과 성인병의 질환이 치료가 어렵지 않다면 국민건강검진에 막대한 비용을 지출할 가치와 의미가 없을 것이다. 그런데 첨단과학이 발달된 오늘에도 조기발견은 이루어지지 않고, 일정 기간이 지나서 발견되는 경우도 적지 않다. 아직 암의 진단과 치료 과정에서 발전이 필요한 영역이 존재한다.

암은 처음 발견했을 때 치료의 방향과 스케줄을 잘 생각해야 한다. 사례를 보면 알 수 있듯이, 적절한 치료를 통해서 근치한 경우도 있지만 재발을 반복하는 경우도 적지 않고 무엇보다 뒤늦게 재발견되어 불치의 상황에 놓인 경우도 있다. 다시 말해 병원만 의지하면 원하지 않는 상황이 도래할 수도 있다. 스스로 연구하고 잘 고려해야 할 일이다. 본 책을 잘 살펴보면, 수술의 유효성과 효과를 다소 알 수 있을 것이고 암 진단에 대한 한의학적 필요성과 치료 가능한 부분을 살펴볼 수 있을 것이다.

4. 이 글을 읽는 의료인에게

무엇이 최선일까? 환자에게 어떤 치료를 받게 하는 것이 가장 효과적이고, 생명을 유지하는 데 가장 큰 힘이 될 것인가? 현대적 수술요법을 받는 것이 이 시기에 필요한 것인가? 수술 이후 항암요법이나 방사선치료를 받게 되면 어떻게 될까? 잠재암증이 줄어들거나 사라질까? 아니면 오히려 폭증하여 전이 및 재발을 촉진할까? 그보다 한의학적 치료를 받도록 하는 것이 좋을 것인가? 오히려 생식과 야채수프, 요로법을 시행하는 것이 좋을 것인가? 또한 암환자에게는 어떤 식품을 섭취하게 하는 것이 바람직할 것인가? 늘 고민한다. 의사는 다 이래야 한다.

환자를 위해서 어떤 치료가 최선인지를 살펴 자신의 주업이 아니라 하여도 권유할 수 있어야 되지 않을까 한다. 그런데 현실은 어떠한가? 우리 의료인은 자신의 기득권으로 환자를 제단하고 좀 더 나은 다른 길을 차단하고 있지 않은지, 자신만의 지식과 의료기술, 치료법을 최상으로 여겨 어떤 환자는 오히려 악화를 막지 못하지는 않는지, 의사로서 각 환자의 내장상태(유기적인 오장육부의 각 생명활동)에 대해서 과연 얼마나 알고 있는지, 어디 어디에 암증이 있으며 시작과 전이 상태, 치료 전후와 예후에 대해서 얼마나 파악하고 있는지 나 자신부터 늘 생각하며 환자를 접한다. 환자의 이러한 정황을 잘 알지 못하면서 암 전문 (한)의사로 암환자를 대하고 있지는 않는지 정직하게 물어본다.

오늘 나를 찾는 환자에게 보다 나은 치료법은 무엇일까? 아마도 이는 환자의 전체와 국소, 주변 환경과 상황 등 생명에 관한 주·객관적인 정황과 상황을 잘 안다면, 그리고 각 치료법의 허실을 파악하고 있다면, 보다 나은 치료의 방향과 방법을 안내할 것이라고 본다. 오늘도 환자의 생명을 존중하고 생명을 훼손하지 않고 생명을 살리는 치료로 나아가길 희망한다.

암환자의 한의학적 진단사례

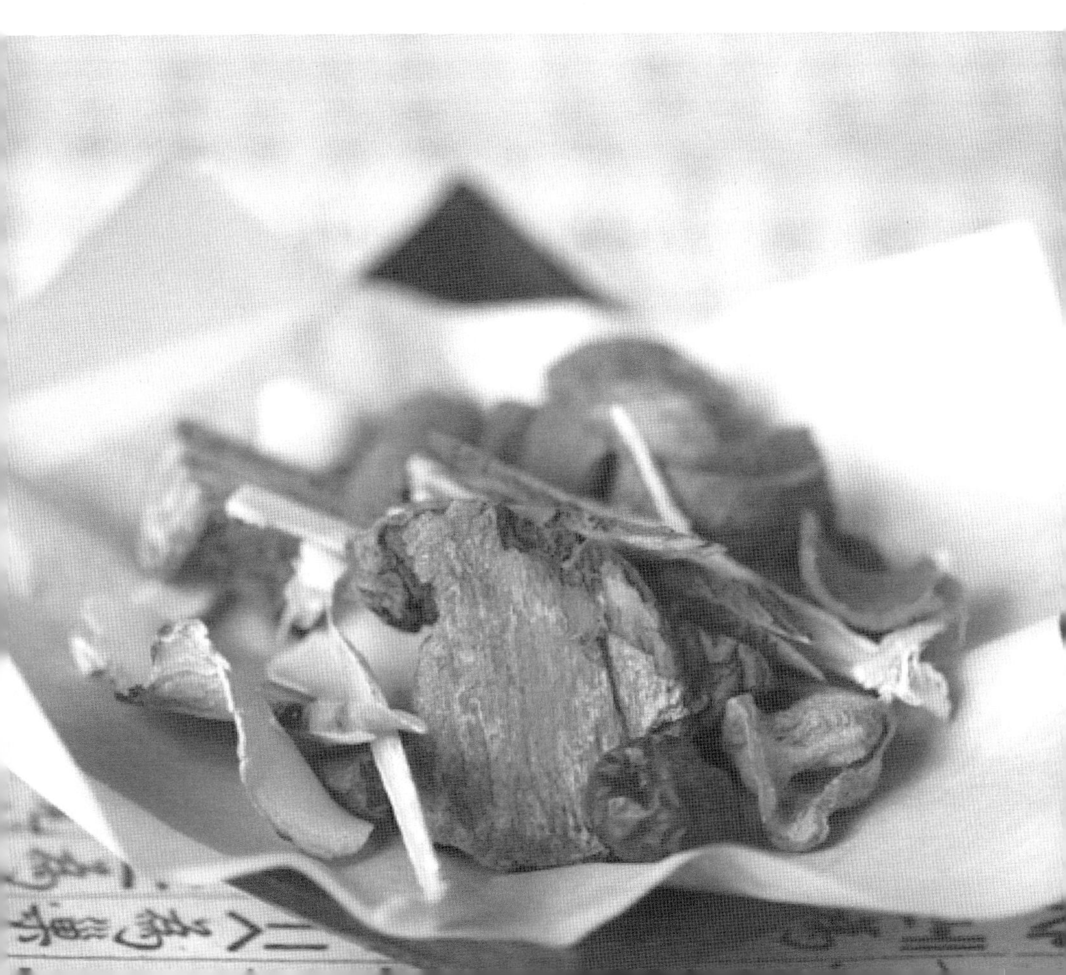

암환자의 한의학적 진단사례

들어가며

'한의학으로 암을 어떻게 진단하는가?'는 뒤의 사례를 참고하면서 'PART 04. 암의 진단 연구과정'을 보면 이해될 것이다. 암은 현대적인 의미에서 양방의 영역이다. 더욱이 현대의학의 신뢰는 과학기술의 발전으로 미세한 병변의 변화와 병증상태를 판별할 수 있는 놀라운 업적을 바탕으로 하고 있다. 현대의학을 통해서 과거 진단하지 못했던 미세한 암을 발견하여 조기치료가 가능한 경우도 있다.

첨단을 달리고 있는 초정밀한 현대의학의 암 진단이지만 한의사인 나의 눈에는 조금 미흡하고 부족한 면이 눈에 띈다. 물론 이것은 현대과학의 뒷받침이 없었다면 불가능한 일이다.

암 진단은 1998년부터 시작

2011년 병원홈피를 개설하면서 대중에게 처음으로 한의학 암 진단을 공개하였다. 그 사유는 한의학적 역할을 분명히 하기 위함이다. 그 가운데 이 책자가 대중적인 의서로는 처음으로 한의학의 암 진단사례를 공개하는 것이며 한방진단의 가능성을 담고 있다.

한의학의 암 진단은 공개적으로 하는 분이 없다시피 하고 있기에 매우 신중하고 두려운 마음이 앞서지만 있는 그대로 서술하고자 한다. 필자는 1998년부터 어느 정도 암 진단을 할 수 있었고 이후 13년이 지난 2011년에 이르러서 이렇게 외적으로 공개하며 보다 책임감을 가지고 나서고 있다.

한방 암 진단은 전통적인 한의학 맥진뿐만 아니라 현대의학기술에 기초하고 있다. 암을 진단하게 된 시발도 그러하지만 현대의학에서 진단된 암환자의 진찰을 통해서 암증을 발견하게 되었다. 다시 말해 위암이라고 한다면 위암환자로 진단된 사람의 한방진찰을 통해서 위암환자일 때, 한방 진찰상 어떻게 나타나는가를 알게 되어, 암증 상태를 판별하게 되었다. 또한 암증(癌症)에서도 현대의학 진단에서 나타날 수 있는 가능성과 시기, 발현 정도 등을 현대의학의 관점에서 논한다. 즉, 췌장, 담도, 폐, 신장, 난소 등 부위에서 암 발현이 되었다고 하여도 현대의학에서 진단될 수 있는 가능성을 파악하여 논할 수밖에 없다는 현실이 존재한다. 만약 내가 암이라고 하였는데 양방진단상 암이 없다고 진단된다면 얼마나 복잡한 일인가?

현대의학적 진단영역으로 한방 암 진단의 기초가 이루어졌지만, 한방의학 자체 내의 진단 가능성도 커졌다. 이는 어떤 부분에서는 암 진단과 관련하여 논의를 같이할 수 있는 수준으로 상승하고 있다. 예를 들면 암의 양성화, 양성종양의 악성화이다. 즉 암을 진단하고 암환자를 살펴봄으로써 임상에서 얻는 암(癌)의 이해가 커지고 새로운 사실도 발견하게 되었다. 아래에서 소개하니 살펴보기 바란다.

1. 암을 진단하면서 임상에서 얻는 암(癌)의 이해와 발견

여기서 말한 암의 발견이란 의서나 의학적인 지식을 통해서 얻은 것이 아니라 실제 환자를 진찰하면서 발견하게 된 사실을 말한다. 즉, 1998년 암환자를 진단하게 되면서부터 현재에 이르기까지 암환자를 직접 진찰하면서 의서나 연구자의 보고서가 아니라 실제 상황을 살펴봄으로써 암증(癌症)이라는 병을 보다 깊이 이해하게 되었다. 그 가운데 발견된 몇 가지 특징을 소개한다.

① 중성(中性) 상태의 발견 진단

◇ 참고: 암도 양성도 악성도 아님을 진단

② 양성에서 악성으로, 악성에서 양성으로 이행할 수 있음을 발견

③ 잠재암의 진단

④ 암증의 진행과정의 진단

⑤ 가치, 난치, 불치, 생사의 진단

⑥ 의학의 허와 실

1998년 당시에 터득한 기술과 능력은 2000년경 1차 완결되어서 오늘에 이르기까지 큰 틀에서 변화 없이 유지하고 있다. 그러니 10년 이상 누적된 경험으로 암환자를 진단하고 있다. 그 바탕은 유무(有無), 병세(病勢), 치료과정 및 정도, 생명력 유여정도, 예후 등을 파악하는 데에 있다. 필자는 암환자를 진단하면서 현대의학의 허와 실을 구체적이며 실증적으로 파악하였던 것과 마찬가지로 전통한의학이나 대체요법의 허실도 파악하게 되었다. 무엇보다 직접 환자를 진찰하는

방법을 통해서 병(암증)의 상태를 파악함으로써, 의서나 타 의료 연구자의 연구에 나와 있는 연구결과물이 아니라, 실증적인 상황을 이해하여 남(일반 의료인)과 다른 의학적인 견해를 가지게 되었다.

특히 이 부분의 글은 본인이 진단한 것을 기초로 하여 작성한 것이다. 즉, (양방)의서에 나온 내용이나 일반적인 의학정보는 아니다. 하지만 한편으로 답답한 심정이긴 하지만, 양방현대의학과 동일한 선상과 그 범주 안에서 논할 수밖에 없다. 그동안 기 측정, 맥진 및 현 의학과 통합하는 진료과정에서 얻어진 의학적인 내용을 몇 가지 밝혀두고자 한다.

나의 발견 1. 종양에는 중성(中性)의 상태가 있다는 것을 아시나요?

1998년부터 암을 진단하기 시작하여 2000년 진맥으로 암을 진단하게 되면서 현재까지의 환자를 보면, 중성(中性)으로 보이는 임상 사례는 많지만 현대의학의 검사결과가 합치된 경우는 2004년경 단 한 사례뿐이다. (물론 이 사례는 양방진단의 결과 이전(以前)에 본인의 진단으로 확인된 경우이다.)

종양이 중성이라는 것을 발견하게 되는 과정은 단순하다. 진맥을 하니, 암도 아니요 양성도 아닌 그 중간 상태가 있었다. 즉, 양성에서 악성으로 전이 될 수 있는 상황, 바로 중성이다. 그래서 환자에게 중성이라는 상황을 명확히 하였고 그 뒤 양방진단도 동일하게 나와서 본원의 치료를 받았다.

중성은 '악성－(중성)－양성'의 단계로 존재한다. 악성은 맥상(脈象)이 삽규울(澁扎鬱)하는 경향이 있고 양성은 맥상(脈象)이 활(滑)하면서 양성이기 때문에 규삽(扎澁)하지 않는다. 악성은 조직을 파괴하는 궤양보다 심한 조직세포의 손상을 가지기에 규삽하고, 양성은 그 말처럼 손상을 심히 일으키지 않는다. 그런데 중성(中性)이라고 말한 것은 규삽하지도 활연하지도 않는 그 중간상태로 놓인 경우를 말하는데 이러한 상태는 임상에서 적지 않게 존재한다. 중성을 지나서 암으로 발현되고 정기적인 검진을 받음에도 불구하고 말기이거나 말기에 가까운 상태로 진단이 되는 경우가 많다.

덧붙여 암도, 양성도, 악성도 아닌 상태 불명의 종양도 존재한다.

나의 발견 2. 양성에서 악성으로, 악성에서 양성으로 전변(轉變)

현대의학에선 2000년 이전만 하여도 암은 암, 양성은 양성이었다. 즉, 한번 양성은 평생 양성, 악성은 평생 악성으로 여긴 것이다. 그러나 지금은 양성이 악성화될 수 있다고 말한다. 나는 직접 진단을 통해 처음에는 양성이었던 종양이 악성으로 변화할 수 있고, 위염이나 위궤양도 악화되면 암이 될 수 있음을 파악하였다. 예를 들어 만성 비염도 조직세포가 악화되면 코암으로 진행될 수도 있다는 것을 알게 되었다. 마치 간염환자가 악화되면 간암으로 발현되듯이 말이다.

환자를 통해서 90년대에서 2000년대 초부터 악성이 양성으로 진행되는 것도, 반대로 양성이 악성으로 전변되는 것도 진단하여 지켜보았다. 또한 양성 종양에 암세포가 일부, 그리고 악성에서도 양성이 일부 존재하는 사례도 있음을 진찰로 알게 되었다. 물론 이러한 결과는 현대의학의 진단결과로도 나타났다.

나의 발견 3. 잠재암(潛在癌)의 발견과 진단

잠재암이라 명명(命名)한 것은 현대의학의 진단으로 나타나기 이전의 암증(癌症)상태를 말한다. 물론 의서(醫書)에서도 나오는 용어이다. 이에 미발현(未發顯)의 암이라고 표현하기도 한다. 몇 환자의 진찰상 난치성 암증 상태로 여겼지만, 병이 없다는 현대의학을 믿다가 뒤늦게 발견하여 운명하는 일도 일어났다. 현대기기로 진단되지 않은 잠재암이 존재한다는 사실은 현대의학에서도 대부분 인정하는 분위기이다. 세계 각 나라의 수많은 의학자들이 연구하면서 많은 사실이 밝혀졌는데, 암으로 진단되는 경우는 이미 존재하였던 암(잠재암)이 발현되어 나타난 경우로 일정 이상 크기로 자랐기 때문이다.

최근 들어 암 수술 이후 항암, 방사선 요법을 시행하는 경우가 급속히 늘어났는데 검사상으로 보이지는 않지만 잠재암증이 확연히 존재할 것이라는 추정 때문이다. 그렇지 않고는 암 제거 이후 1~2년의 단기간 이내 암이 재발할 수 없기 때문이다. 재발한 암의 경우, 실제 잠재된 암이 발현되어 뒤늦게 진단된 경우가 많다. 잠재된 혹은 미발현의 암을 미리 파악하느냐 하는 것은 환자에게는 생명과 직결되는 중요한 문제이기도 하다. 잠재암을 진단하면 특히 수술 이후 뒤늦게 재발진단을 받아 어려움에 봉착되는 경우를 미연에 방지할 수 있다. 이러한 미발현암, 잠재암 상태의 진단은 진맥(診脈)이 아니면 거의 불가능할 것으로 보인다. 본서의 여러 임상사례들은 한의학적 진단방법으로 양방진단 이전에 암의 발현가능성 및 잠재암의 진단 가능성을 보여준다.

나의 발견 4. 암증(癌症)의 진행과정의 진단

암은 하나의 세포조직이 아니다. 또한 한 덩어리의 조직구조도 아니다. 암은 조직과 조직, 장기와 장기, 장기와 혈관계 및 신경계, 림프계, 호르몬계 등 전체가 연관되어 있으며 정신활동과 심신, 주변 환경이나 보호자나 의사의 영향을 받는 병증(病症)이다. 암은 국소 수술로 완전제거, 완치될 수 있는 부분도 있지만 대부분의 암은 그렇지 않고 여러 장기나 조직과 연관되어 발현되고 진행되므로 한 곳만 보고 치료할 수 없다. 이러한 주변 조건을 무시하고 치료하게 될 경우, 불투명하고 명확하지 못한 성과를 보인다. 필자는 이러한 병증을 살펴서 국소 암이 아니라 '암증(癌症)'이라고 명명한다.

또한 암은 하루아침에 발생하지도 않고 사람에 따라 잠재암 상태로 수년을 유지하다가 발현되고, 진단된 이후에도 다시 잠재성 혹은 급성 전이 악화되는 경우도 존재한다. 부위에 따라 다른 것이 아니라, 상황에 따라서 여러 가지 변화와 진행과정을 보인다.

암은 짧게 말해서 '10'이다. 건강상태가 1, 2라면 경증, 중등도, 중증의 10에 이르러야 암은 발견된다. 잠재암증으로 있을 8, 9의 상태에서 치료해야 완치되기 쉽다. 그런데 간혹 10에 이르러서도 발견되지 않아 12, 13의 말기 암 상태에 뒤늦게 발견되는 상황은 지금 2011년에도 적지 않다. 환자의 건강상태, 암증의 진행과정을 알아야 발현가능성, 재발가능성, 전이가능성, 치유가능성, 예후 등을 판별하여 그에 따라 조언, 처치, 치료할 수 있다.

나의 발견 5. 가치(可治), 난치(難治), 불치(不治), 생사(生死)의 진단

암은 난치병이다. 하지만 암은 치유될 수 있다. 암을 치유하기 위해서는 조기 진단과 적절한 치료가 요구된다. 잠재암, 미발현암의 상태를 포함하여 암의 3기 이내의 상태, 재발암이라고 하여도 환자의 의지와 생명력 정도에 따라서 암의 치유가 가능한 경우가 있다. 암은 가치(可治)의 상태에서 치료해야 한다. 가치의 시기를 놓쳐 부적절한 관리를 하게 되면 상태는 악화되어 난치, 불치의 상태로 빠진다. 말기 암에서 간혹 치유되는 경우가 있지만 이는 진단의 오류가 있거나 병증이 실제는 깊지 않고, 환자의 생명력이 매우 탁월한 경우에 해당된다고 보겠다.

난치(難治)란 치료가 어려운 상태로 암과 함께 생존하도록 수년 동안 치료, 관리가 필요한 경우이다. 치료 6개월, 12개월이 되어도 치유되지 않으면 암은 낫지 않을 상황이므로 암과 동고동락하도록 해야 한다. 불치(不治)는 치료 불가능한 위중한 상태이므로 어떤 치료법도 소용이 없고 대부분 생명이 6개월 이내 남은 경우를 말한다. 이때는 좌·우맥이 미세하고 욕절(慾絶)하다. 대부분 뒤늦게 발견하여 그리 되지만 가치 상태에서 오치(誤治)로 인해서 그런 상태로 빠진 경우도 있으니 암 진단 이후 치료방향을 잘 선택해야 한다.

나의 발견 6. 의학의 허와 실

　암증을 진단하게 되면서 의학의 허실을 보다 분명하게 분별하게 되었다. 예로 최근 갑상선암은 생사와 무관하다 하여 수술요법 등 치료를 하지 않아도 된다는 학설이 대두되고 있다. 하지만 아직도 갑상선암은 수술 및 항암치료를 시행한다. 한 학설이 주류로 자리 잡기까지 얼마간 시간이 필요하겠지만, 생명과 무관한 갑상선암을 진단받고 환자는 '암=죽음'이라는 걱정을 갖고 불안, 초조해진다. 갑상선암은 원래부터 생사와 무관하기에 암 치료와 특별한 관련이 적다. 다만 다른 부위에 암이 있을 때, 그 부위가 기시(起始)가 되어 다른 곳에 전이되어 악화될 때가 문제시 된다.

　한의학에서는 '무슨 암에는 무슨 탕'이라는 것이 존재하였는데, 이는 암이라는 병을 잘 모르는 데서 비롯된 소인이다. 예로 폐암이라고 할 때, 폐 한 곳에만 암이 있는 경우도 드문데, 기시나 종시에 따라 암은 어떻게 처방할 것인가? 즉, 신장에서 기시하여 췌장을 걸쳐서 폐에 이른 암은 무슨 탕을 처방할 것인가? 암에 대해 알지 못하면서 나서서 행동하여 안타까운 일을 만드는 사람들도 있다. 더욱이 현대의학의 암 진단만 믿고 그대로 처방하는 한의사라면 다시 생각해봐야 한다.

　다른 예로 지리산 약초꾼이라는 분이 양방의 진단(담도암)을 가진 환자에게, 이 환자가 실제 어떤 암증을 가진지도 모른 채 한의서에 나온 담 질환의 일반 한약처방을 가지고 처방을 해주었다 한다. 환자의 병이 간에서 기시했거나 다른 부위가 더욱 심한 상태면 그 처방이 무슨 의미가 있겠는가?

2. 암의 유무 진단사례

1) 한의학적 전통 진단으로 암(癌)의 유무(有無)를 진단한다

　암 진단의 기본은 유무(有無) 진단이다. 1차적으로 암이 존재하느냐 하지 않느냐의 진단 여부에 따라서 간혹 생사(生死)를 좌우하기도 한다. 암을 조기 발견한다고 하여 모두 완치하는 것은 아니지만, 건강검진을 받음에도 불구하고 뒤늦게 발견되어 생명을 구하지 못하는 경우도 많다. 예를 들어 2, 3기 내에 발견하여 적절한 치료를 한다면 완치확률이 50~90% 이상이 될 수 있지만, 3기를 지나 뒤늦게 발견한다면 10% 이하로 낮다. 그런데 정기검진이나 정밀검사에서도 진단되지 못한 암이 뒤늦게 말기로 진단되는 경우도 있다. 또한 암 발견 이후 수술 혹은 항암 치료한 다음, 재발 암증(혹은 잠재암증) 상태에서도 뒤늦게 발견되는 불행한 경우도 있다. 그렇기 때문에 암 완치율(암 진단 이후 5년 생존율)은 55%밖에 이르지 않는다. 만약, 조기에 진단하거나 조기진단을 넘어서 미발현암, 잠재암을 진단한다면 90% 이상 생존할 수 있을 것이다.

　암의 병증이 가벼울수록 진단이 어려운 이유는 환자의 자타각적인 증상이 없어 병원을 찾지 않는 경향도 있지만, 내원하여도 정밀 검사를 하는 경우가 드물기 때문이다. 또한 초기나 1기의 가벼운 암의 발견이 부위(위치)와 암증에 따라서 의료기기로 감별하기 어렵기도 하지만-예로 난소, 췌장, 담도, 신장 -말기에 가까운 상태에서도 나타나지 않는 경우도 있다. 나의 경험에서도 과거부터 진단상 분명한 암증으로 여겨졌지만 현대 검진으로 나타나지 않다가 뒤늦게 발견되어 불치사망한 일이 일어나는 경우가 있다(아래 내용 '미진단, 운명사례: 본인은 말기 진단, 양방에서 미발견자, 운명' 사례 참조).

그럼 한의학의 불문 진단으로 암의 유무상태를 100% 진단할 수 있느냐에 대해서 분명하게 '그렇다'라고 답할 수는 없다. 하지만 한의학적 방법으로 100% 모두 정확히 진단할 수는 없지만, 어느 정도, 그리고 경우에 따라서 충분하고 깊이 있게 진단할 수 있다. 문제는 '어느 정도이냐'의 문제인데 현대의학의 암 진단과 한의학의 불문 진단을 비교 시행한 테스트 결과에서는 90% 이상 암환자로 동일하게 확진하였지만 부위는 동일하지 못했다. 그리고 현대의학과 다른 견해를 보이기도 한다. 현대의학에서 건강상 문제가 없다고 하여도 암증으로 진단되는데, 실제는 현대의학에서 나타나지 않은 암증이라고 하여도 이미 1기 이상의 암증상태가 많다(아래 진단의 사례 참조). 그런데 한의학에서는 국소 암의 경우에는 완만한 병증 상태는 진맥으로 잘 나타나지도 않는다. 즉, 장부(臟腑)의 암이 아닌 국소 암, 예를 들면 위암이 아니라 갑상선암만 있는 경우에는 맥상 불투명할 수 있다. 그럼에도 불구하고 한의학적 방법으로 암의 유무와 상태를 어느 정도 진단할 수 있기에 공개한다. 더욱이 양방에서 진단한 다음에 내원한 경우는 그 유무와 원인과 상태, 그리고 치료예후까지 분명히 논할 수 있다. 이를 살펴보고 한의학적인 방법의 허실을 다소 알 수 있기를 바란다.

* 여기서 유무 진단이란, 양방병원의 진단 이전에 본인이 진단한 상황으로 본인 견해와 양방진단의 결과가 일치한 경우를 말한다. 하지만 모든 경우에서 항상 일치하는 것은 아니다.

한방진단으로 암 유무의 진단 1. 양방 물혹, 본인 췌장 및 간의 암,
그런데…

[환자] 남, 72세

[진찰일] 초진 2011년 4월 8일, 이후 5월까지 꾸준히 치료 중 진찰

[내원경유]

　중풍후유증으로 건강상담 및 치료관리를 위해서 내원

[양방치료상황]

　2009년 뇌출혈(중풍)이 발생하여 재활 치료와 의지로 극복하여 상
태가 호전되었으나 수족마목감과 둔한 감각 및 행동적인 장애를 앓
고 있다.

[현재 진맥상황]

　1. 소음인 수양맥진, 좌·우맥의 중침 시 현긴맥 시 강하게 유지되
　　어 병증 완고 추정, 1주일이 지나면서 완고한 병증이 바로 암증
　　(癌症)의 병증으로 추정되어 보호자 친구에게 물으니 물혹 진단
　　내역을 그제야 말하고 그 부분(췌장의 병증)에 일체 양방치료를
　　하지 않고 조절 중이라 한다. 2008년에 광주**대학병원에서 췌
　　장의 혹 2개가 발견되어 처음에는 암(癌)으로 진단되어 서울**병
　　원의 재검진을 받았다. 그런데 그곳의 진단은 물혹이라고 하여
　　수술하지 않고 정기 검진을 하며 지내고 있다고 한다. 그래서
　　'암증이 아니라 양성종양인가 보다'라고 달리 생각해 보았는데,
　2. 치료 중에 살펴보니 침증은 수양1+폐사방이며 췌장 및 간암의

암증(癌症) 가능성이 분명하여 4월 29일(금), 환자의 아들이 내원하여 다시 아버지의 상태에 대해 조심스럽게 얘기하였다. 췌장과 간부위에 암증(癌症)이 있는데 완고하여 난치성이지만 3~4년 생존하는 데 지장은 없으니 관리를 잘 보자는 취지였다. 그런데 그제야 2008년 당시 서울**병원에서도 췌장암은 아닌데 그 끝의 위(胃) 부위에는 작은 혹 하나가 있는데 그것이 암(癌) 같다면서 수술해도 3년이고 하지 않아도 3년이니 그냥 지켜보는 것이 좋겠다고 하여 그리 하고 있다는 것이다. 지금도 맥진의 약증이나 침증이 위중하니 않으니 자연 상태에서 수년간 장기 생존이 가능하고 치료하면 일정부분 치유가 가능한 상태였다.

* 이와 같이 간혹 가까운 사이라 하여도 환자상태에 대해서 담당 의사에게 보호자가 정확한 정보를 주지 않는 경우도 있다.

◇ 이 환자에서 한의학적 진단의 가치
1. 진단에서 암의 유무 및 부위의 파악, 한의학적 치료로 관리가능성 파악
2. 장기간 생존유지 가능성 진단

한방진단으로 암 유무의 진단 2. 신장암(腎臟癌)의 유무 진단

[환자] 여, 50대

[초진일] 2000년 2월

[상태]

한 대학병원에서는 암은 없다고 하는데, 다른 대학병원에서는 신장암의 초기라고 진단하여 암의 유무를 알고자 내원

[진단]

가까운 지인으로 암의 유무를 확인 차 내원하였다. 당시 기 측정(氣測定)을 통해서 볼 때, 「신장 암의 초기이지만 진행 악화 중이라서 만약 수술을 할 경우 바로 재발될 수 있는 상태」라고 알렸다.

[결과]

1. 다시 대학병원에 가서 정밀한 재검진의 결과 암은 없다고 1차 진단되었다. 그래서 다시 다른 교수에 의한 다른 검진법(입원하여 정밀진단)으로 검사하여 신장암의 1기로 진단되었다. 그리고 수술로 제거하였다. 그리고 우려한 예측대로 그해 다시 방광, 자궁 부위에 재발하였다.

2. 재발된 상태에서 현대의 양방치료로는 불가능할 것으로 여겼으나 다행히 환자는 수행(修行) 정진에 심신을 다한 덕분에 재수술 이후 항암요법을 극복하고 완치하였다. 다만 현실은 이렇게 수행정진한 사람도 드물 뿐만 아니라 나의 임상 경험상 난치 상태에서 재수술 이후 현대 항암치료를 통해서 이렇게 극복한 분은 단 한 분이다.

한방진단으로 암 유무의 진단 3. 자궁의 중성(中性)의 진단

[환자] 여, 40대

[초진일] 200*년 7월

[상태]

갑작스런 하혈(下血)로 산부인과 검사상 처음에는 별다른 이상이 없다고 하였으나 재차 하혈을 하자 서울 지역의 산부인과에서 조직검사를 실시하고 아직 결과는 나오지 않은 상태에서 의사의 소개로 내원하였다.

[본인의 진단 소견]

진맥(診脈)을 통해서 보니, 하초(下焦)의 병증이 분명하나 약간 삽규(澁扰)한 상태에서 온화(溫和)한 상태로 기운이 유지되었다. 그래서 느끼는 대로 솔직히 얘기하였다.

1. 먼저 중성(中性)상태로 진단될 확률이 제일 높다.

2. 그렇지 않으면 두 번째로 악성(惡性)으로 나올 수 있다고 알려드렸다. 그리고 양성으로 진단될 확률은 낮다고 하였다.

[결과]

1. 양방병원에서도 중성(中性)으로 진단되었다.

2. 이후 본원의 치료를 받았다.

3. 본원의 치료를 4개월 동안 성실히 받아 회복되었다. 치료를 마무리하기 위해서 다시 서울의 병원 진찰을 권유하였는데 환자는 치료되었다는 것을 절대적으로 믿고 양방병원의 진단을 거

부하였다. '꼬리표를 붙여둔 데서 꼬리표를 떼어야 한다'고 설득하여 양방병원의 검사를 받았는데 담당의사는 검사는 하지 않고 이제야 수술을 하러 온 것이라 하여 환자는 당황하여 전화하였다. 당일 즉시 재검진을 권유하였다. 검진결과는 소실(消失) 상태로 치료를 종결하였다.

한방진단으로 암 유무의 진단 4. 유방암 수술자, 혹 생성, 양성 진단

[환자] 여, 40세

[초진일] 2005년 7월

[상태]

2년 전 우측에 유방암 수술자인데, 최근 반대쪽 좌측에 종괴(腫槐)가 갑자기 형성되어 환자는 악성(惡性)인 줄 알고 본원의 소문을 듣고 불안 초조한 상태로 내원하였다.

[본원의 진단]

환자는 불안하여 내원하였고 과거 암환자라서 암의 가능성이 있다고 보았으나 진맥을 하여 보니 암증이 아니며 양성으로서 소실될 수 있는 상태로 보여 안심시켰다.

[결과]

그 뒤 양방진단을 받았고 결과는 동일하게 진단, 이후 본원의 치료를 받아 소실되었다.

◇ 참고: 맥진(脈診)상 악성과 양성의 차이

유방암 환자가 다른 쪽에 양성의 병증을 유발하였다는 것을 어떻게 받아들여야 할까? 그것도 불과 2년 만에. 2년 전에는 어떤 상태였을까? 양성과 악성의 맥진 차이는 분명한 경우가 많다. 악성은 삽(澁)하거나 규(扎)한 상태로 암 조직이 그러하듯 맥진의 파동도 껄끄럽고 거칠고 불량하다. 반면 양성의 경우는 그 조직처럼 활(滑)하여 다소 매끄럽고 부드럽다.

한방진단으로 암 유무의 진단 5. 갑상선 양성, 2~3년째 악성으로 전변 진단

[환자] 여, 40대

[초진일] 2005년 10월

[상태]

갑상선 양성 종양으로 지난 2~3년간 병원의 진찰을 받고 있었다. 지금까지 양성으로 진단되었으나 최근 진찰 결과 좋지 않아져 혹시 암일 가능성이 있다고 하여 조직 검사를 실시하고 과거 암 치료자의 소개를 받아 상태 파악 차 내원하였다.

[본원의 진단]

맥진(脈診)부활하며 삽(澁)한 기운이 악성(惡性)으로 진단

[결과]

양방병원 진단의 결과도 악성으로 진단되어 그 뒤 수술치료를 받았다. 다른 병소가 존재하였으나 환자에게는 의미가 없었다.

◇ 참고: 양성에서 악성으로

양성종양이 악성으로 전변되는 경우를 본다. 흔히 한번 암이면 영원히 암이고, 양성이면 양성이라고 생각하지만 양성에서 악성으로도 전변되는 것을 임상에서 볼 수 있다. 경증에서 중증으로 변화하는데 양성상태에서 악성화되는 이유는 암을 일으킬 수 있는 충격적인 병인이 가세되었기 때문이라고 본다. 즉, 위해한 요인과 조건이 가중되

어서 전변된다. 양성이 그대로 양성으로 존재하는 것은 악성화될 만
한 요소와 상황이 없어서 그러하니, 결국 암은 일으키는 요인과 조건
이 문제이다.

한방진단으로 암 유무의 진단 6. 본인 췌장암 진단, 결론은 췌장 옆의 암

[환자] 남, 62세

[초진일] 2006년 4월

[증상]

별다른 증상 없이 보약을 복용하고자 자녀가 모시고 옴

[본원의 진단]

맥진상 우측 2/2/2<3지로 비위의 실증병변상태: 좌우 비교상 소음인 수양체질맥진. 삽울한 맥상으로 췌장(膵臟)의 암증(癌症)이 확연시 된다. 약 처방을 하고(5월 8일) 내원, 맥상 삽울한 기운은 호전된 듯하나 중하여 재차 양방병원의 검진을 권유하였다. 병중하여 암으로 나타날 확률이 높지만 혹시 현재 양방검사상 암으로 나타나지 않을까 우려되어 이번에 나타나지 않으면 6개월 단위로 정기적인 검진을 권유하였다.

[양방진단의 결과]

정밀검사상 췌장암(膵臟癌) 진단을 받았다. 수술하면서 개복하여 보니 췌장의 옆에 작은 것이 또 하나 있었다며 시작하는 상태여서 다른 항암 치료를 받지 않아도 좋다고 하여 치료 종결하였다고 한다.

한방진단으로 암 유무의 진단 7. 본인 암증 및 신장의 기시, 양방 혈액암증

[환자] 여, 60대

[진찰일] 2011년 *월

[진맥상황 및 결과]

1. 소음인 수양체질맥
2. 좌우 모두 강침안 시 세삽(澁)맥. 맥상으로 보아 신장 주변의 암증(癌症)이 유지되어 불문 진단으로 신장이 제일 좋지 않다고 하고 소변빈삭이 오래전부터 그리하여 왔다고 한다. 진맥하고 병이 중하여서 치료상담하니 그때야 병증(혈액암)을 알린다. 한 대학병원에서 진단 이후 현재 투병 중이라고 한다.

[예후]

1. 환자에게 한방치료도 겸하여 치료하길 당부
2. 맥이 유근(有根)하여 아직 양호한 상태

[소견]

소음인의 골수암, 다발성골수종, 혈액암 등에서 병의 기시가 신장에서 비롯된 경우가 종종 있다. 소음인의 신수열표열병증에 의하듯, 신장에서 병증이 시기하고 또한 종결하는 것을 보인다. 종결이란 병의 끝, 사망에 이르게 하는 데 신장기능이 결정적인 역할을 한다는 것이다. 다시 말하여 신장 기능의 생명활동의 종결에서 비롯되는 것을 의미한다. 병명은 달라도 병증과 기시 부위가 동일할 수 있고 특히 암과 같은 중증질환의 치료에는 가장 좋지 않은 장기를 먼저 파악하는 것이 중요하다. 근본 장기의 치료지침을 마련하여야 보다 긍정적인 치료성과와 장기간 생명유지가 가능하기 때문이다. 만약 치료에서 이러한 기시(起始)의 근본처를 파악하지 못하고 표면적으로 나타난 병소만 보고 치료에 집중할 경우, 예상하지 못한 엉뚱한 결과를 초래하기 쉽다. 본원에서 암의 예후를 명확히 설명하여 왔는데, 특히 재발 및 잠재 암의 발현상태와 말기 암환자의 예후 파악이 가능한 것도 이러한 근본처와 발현부위의 생명활동 상태를 파악하였기에 가능하였다.

◇ 이 환자에서 한의학적 진단과 치료 가치
1. 진단에서 혈액암의 원인 파악, 한의학적 치료로 치유가능성 파악
2. 장기간 생존유지 가능성

한방진단으로 암 유무의 진단 8. 본인 신장암증의 진단, 양방은 갑상선암 진단

[환자] 여, 30대

[초진일] 200*년 11월

[증상]

건강 불량이 심하여 산부인과 검사를 실시하였는데, 암은 아니라고 한다. 전신피로의 회복 치료를 위해서 내원하였다.

[본원의 진단]

맥세삽한 기운에 좌측이 더 심한 암증(癌症)이다. 환자에 병중하니 치료당부와 (신장암이 추정되어) 신장(腎臟)의 검사를 권유하였다.

[양방진단의 결론]

환자는 2일 1회 내원하여 치료 중 종합병원에서 재차 전체 정밀검사를 시행했는데 갑상선(甲狀腺)의 암(癌)진단을 받았다고 충격 속에 내원하였다. 수술예정인데 크기는 0.6cm 정도 되고 그 옆에 작은 것도 있다고 한다.

◇ 참고: 갑상선암의 한방진단

이분처럼 다른 부위의 암증이 있고 갑상선까지 암인 경우는 진단될 수 있다. 그러나 갑상선만 암이 있는 경우에는 장부(臟腑)의 맥진상 잘 나타나지 않는다. 위의 환자와 같은 경우에는 수술 이후 재발할 확률이 높다. 즉, 신장부근에서 기시한 암증이기에 근본처가 해결되지 않으면 재발될 것으로 예측된다.

한방진단으로 암 유무의 진단 9. 양방 양성추정, 본인 암증 및 악화 위중상태

위의 사례들은 암의 유무 진단이 한·양방 합일된 바가 있었다면 이 경우는 다른 경우이다. 결국 예후의 결과로 정확성의 판정은 이루어질 것인데, 예후가 실로 걱정이다. 뒤에서 소개되는 중증의 암증환자들과 같이 다소 양방에서 정확히 진단되지 못 하였다.

* 과거 유방암 수술자: 췌장이상 발견, 현재 악화, 치료 필요자

[환자] 여, 50대

[초진일] 201*년 4월

1. 복통과 구토, 심하게 복통 느낌. 평소 소화불량상태 유지
2. 10년 전 유방암 수술, 2년 전 췌장에 종양 발견, 작년 초음파상
   1cm 정도

[진단·병인]

환자는 다소 걱정스럽게 내원. 진맥상 좌측 중침안 시 1, 3지 모두 우리한 느낌의 삽울 맥상, 우측 2지도 그러함. 암증맥으로 췌장 및 기관지, 대장의 병증 유지

[소견 결과]

1. 안색은 환하게 건강한 기운을 보인다. 누가 보아도 병색을 찾기 어렵다.
2. 복진상 소결체는 없고 경도의 심하비만(痞滿)과 우측하복부에

다소 안시(按時) 압통감이 있다. 그 외 별다른 증후가 없어 암증
으로 보기 어렵다.

3. 맥진상에만 분명하게 존재하는 병증(암증)을 감별할 수 있다.

보험청구 메모에도 '암증으로 보인다'라고 기술하였다. 환자는 다
음 달 내원하여 최근 양방 검사 결과 종양이 1.0cm에서 1.8cm로 자라
서 어떻게 봐야 할지 지켜봐야 한다고 한다. 췌장은 검사가 어려운지
라 지금 당장 조직검사는 할 수 없고, 상태 추이를 지켜보자는 것이
다. 양성이면 크지 않을 것인데 그렇다고 하여 암으로 보기 어려운
상태라서 6개월 단위로 검사를 하자고 한다.

한방 진맥상 우측은 양호하나 좌측 1, 3지 중안 시 병사가 암증(癌
症)으로 유지된다. 지금은 회복가능한 중등도=중증상태로 치료 여부
가 관건이겠다. 일단 믿고 치료하고자 한다.

 * 이후 한방치료 결과는 『암의 한방치료』 편 참조

◇ 이 환자에서 한의학적 진단과 치료 가치
1. 진단에서 췌장암의 병소 및 암의 유무 파악, 예후 파악
2. 한의학적 치료로 호전됨

한방진단으로 암 유무의 진단 10. 자궁상피내암의 한방진단

[환자] 여, 30대

[진찰일] 201*년 2월

[진찰 경유]

1. 아이의 만성 감기 치료차 내원, 치료과정에서 모친의 건강이 좋지 않음을 느껴 치료 당부하여 진찰하게 되었다.

2. 모친의 병사(病邪)가 확연하게 아이에게 직접적으로 미쳐서 아이는 365일 내내 감기에서 벗어나지 못하고 있으나 한약 치료 이후 다소 차도가 있어 호전 중임(하지만 모친 병사가 심하여 아이는 모친 치료가 어느 정도 호전될 때까지는 완치되지 못할 것임).

[현재 진맥상황]

1. 소음인

2. 좌·우맥 침안 시 병사 확연 세울함이 암증이다.

3. 감모의 병사와 연관되어 바이러스성 확인추정

진찰과정 진맥 이후 하복부(자궁, 대장)의 병증으로 보아 '병소가 대장, 자궁난소 부위'라고 하니 '자궁염증으로 자주 앓고 있다'고 한다. 염증 그 이상의 병증이라서 '염증? 아닌데요!'라고 하니 그때야 '자궁상피내암'이라는 사실을 알렸다. 그래서 말하기 전에 작성된 전자차트 기록을 보여주며 병변임을 알렸다. 양방에서는 치료약이 없다고 지켜보자고 한 상태이다. 진찰상 경험과 느낌으로 보아 본원의 치료로 가능하다고 여겨 과거 치료사례 논문(자궁암 치료사례)을 보여주고 가능한 치료하도록 하였다. 치료기간은 3~6개월 소요될 것이다.

한방진단으로 암 유무의 진단 11. 암은 없는데 암 말기라고 우기는 사람

[환자] 남, 74세

[초진일] 2009년 6월

[증상]

3일 전 항강증, 견비통이 발생했다고 내원, 그러면서 면담을 요청하여 자신이 암환자라고 말하였다.

[과거력]

협심증약 복용 중인데 과거 병원에서 심장병 수술하였다. 흡연, 술은 이후 하지 않았다. 8년 전 위암 수술자.

[진단 · 병인]

스스로 죽을 병, 암이 걸렸는데 가족은 나를 속인다고 한다. 환자의 말로는 '작년에 재발암 진단을 받았는데 의사와 보호자 가족이 나를 속이고 있다, 지금 1년 동안 빼빼 마르고 속 쓰리고 점점 몸이 약해지고 죽어가고 있다'고 하소연하였다. 진맥해보니 중침안 시 현긴맥으로 좌 · 우맥이 유근하며 암증맥은 보이지 않는다. 결론은 엉뚱하게 자학하는 상태라 보인다. 오히려 그 스트레스에 의해서 병들고 있다. 성질이 얼마나 급한지 내 말을 들으려고 하지 않고 자신의 말만 계속하고 고집만 피운다. 가족의 확인이 필요하여 내원 당부하였다.

이후 6월 23일 부인이 내원하여 보니, 대학병원에서 정상으로 판정받았다고 한다. 그런데 한 달 동안 환자가 자신을 속였다고 들들 볶

았다고 한다. 환자는 귀가 울고 몸이 좋아지지 않는데 걱정해야지 왜 걱정을 하지 말라고 하느냐고 한다. 그만큼 암을 두려워하고 있는 것이다. 세상에는 이런 부류의 사람도 있다.

2) 현대의학의 암(癌) 진단상 한계를 보이는 사례

양방진단에서 한계가 있다면 절대적으로 믿을 것인가? 절대 다수는 아마도 현대의학을 100% 가까이 신뢰할 것이다. 특히 진단 부분에서 오차가 없다고 여길 것이다. 그러나 현실은 그렇지 못하다. 뒤늦은 진단으로 어떤 경우는 생명을 잃기도 한다. 다음의 몇 사례를 통해서 현대의학의 암 진단이 갖는 한계를 논하고자 한다. 물론 이는 일부이고, 한의학 그리고 본인의 한계도 명백하게 존재한다. 그러함에도 불구하고 왜 타 의료영역을 논하는가? 그 대안으로 한의학적 진단가능성을 분명히 밝히고자 하는 것이며 이는 환자의 생명과 직결되는 문제이기 때문이다. 보완하여 생명을 구할 수 있다면 그 어떤 방법이라도 연구하고, 도입해야 되지 않나 생각한다. 또한 바로 알아야 할 부분은 현 의학의 한계는 과학의 한계이지 그 의사나 병원의 잘못이 아니다. 이러한 사실을 명확히 인식해야 한다. 100% 진단, 100% 치료란 존재하지 않는다. 의학이 절대 가치와 만능의 학문이 아니다. 상대적인 지식과 부분이다. 원래 의학과 과학은 전체(사실 유무)를 대상으로 연구하여 얻어진 한정된 부분의 과학이며 학문이다. 첨단의학시대에서도 전체를 완벽하고 완전하게 파악하지 못하고 그 중 일부분을 이치적으로 우리는 이해하고 있다. 그 부분만 우리는 신뢰해야 한다. 다시 말해서 의학이 환자의 전체, 생명 전체를 파악하거나 암의 상태를 전체 파악한다고 착각하지 않아야 한다. 아래의 사례는 우리 의료사회에서 일부에 지나지 않을 것이다. 얼마나 많은 사람들이 적절한 시기에 적절한 치료를 받지 못하는지는 알 수 없다.

양방진단의 한계 사례 1. 뒤늦은 진단, 초기 골다공증으로 진단치료,
이후 다발성 골수종진단

[환자] 여, 50대

[진찰일] 2011년 *월

[양방치료상황 및 진단상황]

2007년 12월 다발성골수종 진단 이후 1차 양방치료 이후 부작용이
심하여 거부하고 자가 관리하면서 지낸다. 이 진단을 받기까지 환자
는 동일 증상으로 1년 동안 골다공증으로 진단되어 그의 치료를 시행
하다가 차도가 없었다. 그 뒤 뒤늦게 다발성골수종으로 진단되었다.
 * 이후 한방치료 결과는 『암의 한방치료』 편 참조.

[소견]

암중환자가 어떻게 하여 골다공증으로 진단되었는지는 알 수 없다.
암환자 가운데 이렇게 뒤늦게 진단되는 경우가 있다. 진단되기까지
한동안 고생하며 여기 저기 병원을 전전하기도 한다. 그런데 골다공
증의 진단도 틀리지는 않았다. 사실 골다공증이라는 질환도 있었기
때문이다. 다만 골다공증으로는 좀처럼 통증이 지속적으로 유발되지
않는다는 점에서, 그리고 병중한 상태를 보였을 것인데 1년 동안 그
치료만 했다는 점에서는 의학적인 문제가 있어 보인다.

양방진단의 한계 사례 2. 뒤늦은 진단, 1년 전 역류성 위염,
그 뒤 위암 말기 진단

[환자] 남, 40대

[진찰일] 201*년 *월

[양방치료상황]

　내원 2년 전 6월 건강검진으로는 양호하다고 진단. 다만 역류성위염이 가볍게 있어 치료할 정도는 아니었다고 한다. 그런데 1년 전 7월에는 몸이 약간 좋지 않아 병원 검사 중 위암 진단받았다. 진단 이후 대학병원에서 항암치료를 1회, 서울**병원에서 15회 받았지만 수술하기 어려운 상태라고 하여 항암요법을 실시하였다.

　* 이후 한방치료 결과는 『암의 한방치료』 편 참조

[소견]

　2년 전 위염으로 검진된 당시에도 위암의 말기로 추정된다. 그런데 어떻게 하여 역류성 위염으로만 진단되었을까? 환자를 진찰하면서 추정할 수 있었다. 위암 말기의 불치증인데도 불구하고 식사를 왕성히 할 수 있었다. 설사, 구토, 복통이 일어나면서 잘 먹지 못하는 것이 일반적인데도 불구하고 에너지장이 높아서 구토 증상을 보이면서도 라면, 피자, 육식을 곧잘 먹었다. 그만큼 환자는 증후를 밖으로 표현하지 않고 기운상 양호함을 유지하였기에 암증이 존재해도 내장의 병세도 심하지 않아서 1년 전 진단에서 잘 나타나지 않았던 것으로 추정된다.

양방진단의 한계 사례 3. 뒤늦은 진단, 만성 감기, 결국은 폐암 말기

[환자] 여, 50대

[내원일] 201*년 *월

[양방치료상황]

이 환자의 경우에는 환자가 암의 진행을 몰랐다. 환자에게는 만성적인 기침이 있었다. 그러다가 지난해 6월 기침으로 목이 쉬어서 대학 병원의 검사결과 폐암 말기의 진단을 받고 1차 항암치료를 하였다. 늑막에 물이 차서 제거하였고 9월 이후에는 항암제 복용 중이다.

[소견]

간혹 만성 감기(기침감기, 기관지염, 천식) 환자 가운데 폐암(肺癌)의 증후를 가진 경우가 있다. 어떤 경우에는 암이 진행되고 있는데도 단순검사상 파악하지 못하여 말기(末期)에 이르러서야 진단되는 경우가 있다.

◇ 발언

아래 사례는 본원에서 진단하였으나 양방에서 뒤늦게 진단되어 운명하거나 좋지 않은 결과를 초래한 경우이다. 이는 의학과 학문, 의료기술의 한계이지 의사의 잘못과 실수는 아니다. 다만, 현 양방의학의 이러한 한계나 누수 부분을 한의학적 진단으로 보완, 대체하여 귀한 생명을 구할 수도 있기 때문에 한의학의 암 진단 연구에 대한 국가적인 지원과 정책 보호가 필요하다.

양방진단의 한계 사례 4. 본인은 말기 진단, 양방에서 미발견자, 운명

[환자] 여, 70대

[초진일] 2004년 7월

[상태]

극심한 요통 등의 통증으로 한의원 및 양방병원(통증클리닉, 산부인과 등)의 여러 곳에서 몇 가지 검사를 하고 치료하였으나 통증의 원인을 진단하지 못했고 치료를 받아도 지속되었다.

[본원의 진단]

맥진상태를 떠나서 복진(腹診)만으로도 확연히 촉진되는 주먹보다 더 큰 종괴를 가진 자궁 주변 하초(下焦)의 암증(癌證) 상태였다. 치료가 난해한 위중한 상태로 장기생존을 위한 치료가 유일한 대안인 상태로 보였다.

[결과]

단 1회 초진만으로 환자의 상태를 파악할 수 있었고 단골 환자인 소개자에게 '암과 같은 위중한 상태'라고만 알렸다. 그리고 여름휴가를 다녀왔다. 그런데 그 사이에 소개자가 암의 불치 상태라고 주변에게 알려 그 뒤 보호자가 전화로 항의성 문의까지 하게 되었다. 모친의 상태에 대해서 설명하였지만, 그 뒤 치료나 상담을 하러 오지 않았다. 이후 소개자로부터 들으니 서울, 대전 등 몇 군데 큰 병원에서 진단을 받았으나 암이 결과로 나타나지 않다가 5개월이 지난 그해 겨울, 말기

(末期)의 불치(不治)상태로 진단되었고 그 뒤 곧 운명하였다고 한다.

◇ 드물지만 분명한 종괴가 현대검사상 암으로 진단되지 않은 이
  유는 무엇일까? 아마도 그 전까지는 양성과 같은 존재로 정상
  세포로 판별되었을 것이다. 그런데 가중한 자극이 암화(癌化)로
  전변되어 원래 크기가 크니 암도 초기상태로 발현되는 것이 아
  니라 말기상태로 발현되는 것으로 보인다. 만약 의사가 복진(腹
  診)을 하였다면 이미 예측할 수도 있었을 것인데, 본원의 진단
  이후에도 여러 병원에서 환자가 아프다는 그 부위를 복진하지
  않아 뒤늦게 발견하였던 것으로 보인다.
  이처럼 종괴가 크게 형성되어(20cm 전후) 진행되어도 암증으로
  진단되지 못한 경우도 본다. 사람의 생명에너지에 따라 큰 암을
  가지고 유지되는 것을 본다.

양방진단의 한계 사례 5. 본인 암(癌)중증 진단, 양방에서
미발견자, 운명

[환자] 남, 60대

[초진일] 2005년 9월

[상태]

단순 염좌성 요통으로 침 시술을 받고자 내원하였다. 병중하여 물
어보니 양방내과에서 소화기성 궤양으로 치료 중이었다.

[본인의 진단]

진맥상 살펴보니 소화기(消化器) 상태가 위중하였고 암증(癌證)이
분명하였다. 병중하여 병원의 정밀 검사와 함께 본원의 치료를 당부
하였다. 하지만 이러한 치료 권유를 수용하지 않았고 허리요통으로만
단 며칠 치료를 받았다. 환자는 걱정이 되었는지 1개월 이후 다시 내
원하였고 본인은 재차 병중함과 치료가 반드시 필요함을 알렸다.

[결과]

그 뒤 한 환자가 내원하여 진찰하니 크게 상심한 상태인지라, 물어
보니 이 환자의 보호자였다. 환자는 간암(肝癌) 말기의 진단을 받고
진단 3개월 만에 운명하였다는 소식을 전한다. 이는 본인 진찰 이후
1년이 채 되지 않은 시간이었다.

양방진단의 한계 사례 6. 본인 간암증 상태, 양방에서 미발견, 운명

[환자] 남, 30대

[초진일] 200*년 *월

[증상]

　단순히 보약을 짓기 위해서 내원

[본원의 진단]

　환자 및 보호자에게 간(肝)의 질환이 중(암증)하니 필히 치료받기를 당부하였다.

[결론]

　환자는 다른 친척 한의사의 진찰을 받고, 양방병원의 검사도 받아보았으나 본원의 진단과 다르게 간에 이상이 없는 것 같다고 하여 본원의 치료를 2회 약 복용하고 더 이상 받지 않았다. 그 뒤 5년이 지나 간내 담도암으로 진단받았고 그 다음해 사망하였다. 아마도 5년 후 말기상태로 진단된 것으로 보인다.

　◇ 참고

　미발현 상태, 잠재암의 상태일 때 치료를 해야 암을 근치할 수 있다. 치료율 및 치료성과도 최상인데, 병(암)이 발현하면 치료가 어려운 것이 현실이다. 발현이 될 때 초기, 1기의 상태가 아니라 난치, 불치의 상태로 나타나는 경우도 흔하다. 따라서 이러한 정황을 잘 이해할 필요가 있다. 정리하여 보면 암은 초기→1기→2기…로 확산 악화되는 것만이 아니라 잠재암(혹은 미발현암)의 상태로 있다가 전변(轉變)되어 암화(癌化)되면 말기 불치의 상태로 발현되는 경우도 있다는 것이다. 그러므로 발현 이전에 치료하여야 생명을 구할 수 있다.

◇ 간암의 현대 진단

현대(양방)의사에게 미안한 얘기이지만, 앞의 두 사례처럼 간암의 진단이 뒤늦은 경향이 있다. 발현되어 진행되고 있는 암의 상태를 발견하지 못하고 뒤늦게 발견하여 환자의 치료시기를 놓치게 되는 것이다.

이와 같은 한계를 극복하기 위해서는 대책이 필요하다. 혈액검사, 초음파검사, X-레이검사, PET(Positron Emission Tomography: 양전자 단층촬영)만으로는 부족하다. 암 전문 치료 의사로서 다른 대체 방안을 생각해 보아야 되지 않을까 감히 조언해 본다. 왜냐하면 현 의료기기의 한계로 환자의 치료시기를 놓치고 그 결과로 사망에 이르기 때문이다. 즉, 암 진단의 여부와 정확성이 생사를 가늠하기 때문이다.

양방진단의 한계 사례 7. 양방대학병원 암 없음, 본인 대장암증
상태, 운명

[환자] 남, 50대

[진찰] 2008년 이후 본원 2회 입원치료

[상태와 양방진단상황]

복통, 소화불량, 체력저하 등 증후가 보였다. 병중하여 물으니 근처
종합병원에서 1차 대장암 진단을 받았으나 더 큰 대학병원과 종합병
원에서 모두 대장암은 없다고 판정되어 자신은 암이 없다고 여겼다.

[본원의 진단]

진찰을 해보니 대장에 암증(癌證) 상태가 전체에 노정되고 있었다.
병증은 암증으로서 중하여 이러한 사실을 환자 및 가족에게 알렸다.
또한 입원 치료 시 보험공단 청구란에 이러한 사실을 기록 보고하였다.

[결과]

하지만 환자는 현대진단만 신뢰하고 사보험으로 여기 저기 병원을
전전하여 치료하였고, 본원을 신뢰하지 못하고 결국 얼마 되지 않아
운명하고 말았다.

◇ 환자의 신뢰

아마 환자는 양방에서 재차 검사를 받아 암 진단을 확정받았다고
하여도, 본원의 치료를 받지 않았을 것이다. 암 진단을 받는 순간, 한
방보다는 현대의학을 신뢰하기 때문이다. 본원에 대한 신뢰가 생사를
좌우할 수 있었는데 안타까운 환자였다.

양방진단의 한계 사례 8. 양방진단상 위궤양, 본인 위암(胃癌) 위중한 상태, 그리고 운명

[환자] 남, 30대

[초진일] 200*년 *월

[상태]

위궤양으로 5년째 고생 중으로 호전되지 않아 내원하였다. 그 뒤 2개월 동안 본원의 치료를 받았다. 받던 중 서울 모 대학병원의 진찰을 받았는데 한 곳의 궤양을 수술할 예정이었다. 본원에서 치료를 받는 2개월 동안 그 대학병원에서는 7곳 궤양 부위 중 한 곳만 남고 치료되었다고 했었다. 하지만 이러한 성과에도 불구하고 환자는 5년 이상 지속되는 치료에 지쳐서 수술로 끝내고자 하였다.

[본원의 진단]

1. 양방의 진단상 가장 심한 한 부위만 남고 치료되었다고 하나 나의 진찰상으로는 그렇지 못했다. 환자는 처음 내원할 때부터 병중하였다.

2. 수술을 앞둔 환자와 보호자에게 망진(望診) 및 기 측정(氣 測定)상 '위벽의 안쪽으로 자리 잡고 있는 암(癌)으로 추정되는 것이 내시경으로 보이지 않으나, 수술할 경우 심한 상태라서 본원의 치료를 포함하여 어떤 치료로도 회복이 불가능할 수 있다'고 본원의 치료를 당분간 더 받기를 재차 강권하였다.

[결과]

본원치료를 거부하고 양방치료 실시, 궤양인 줄 알고 개복하였으나 위, 췌장 등에 암증(癌症)이 퍼져 있는 것을 발견하고 어떤 치료도 불가능(시한부 6개월 선고)하다고 결론지어졌다.

◇ 참고: 다른 위궤양 진단자 운명사례

한 모임에서 지인(知人)의 모친이 최근 위통, 소화불량 등으로 병원 검사상 위궤양으로 진단을 받고 내원하여 보니 암증(癌證)이지만 양방병원에서 위궤양이란 진단을 받은 상태라서"암의 성문 바로 앞에 와 있다. 조금 나빠지면 암이 될 것"이라 말하고 본원의 치료를 받기 당부하였다. 그 가족들은 환자가 걱정되어 대학병원에 가서 다시 정밀검사하니 위암으로 판별되었다. 본인이 수술할 경우에 일어날 불치의 불행에 대해 얘기했지만 끝내 수술하였고 그해 예견대로 운명하였다.

◇ 기기(器機), 지식의 산물이다

진찰 중 내장병증이 중한 경우에는 분명 병중(病重)함을 알려서 치료를 당부한다. 의사로서 당연한 의무이다. 그런데 앞뒤 여러 사례에서 보듯 몇몇 환자들은 직접 진찰하여 보고 밝혀진 의사의 진단을 깊게 생각하지 않고, 현대 의료기기의 진단결과를 더 신뢰한다.

기기·기계의 발달로 우리는 기기를 통해서 지식을 얻기도 하지만, 그 기기는 과학자 지식의 산물이다. 즉, 아는 바의 일부가 기기를 통해 나온 것이다. 의료기기의 진단도 마찬가지로 앎의 지식 일부로 진단해 보는 것이다. 즉, '지식⊃기기·기계'이다. '직접 진찰하는 능력⊃의료기기의 진단결과'이다. 일부의 지식을 믿은 결과는 간혹 불치의 불행으로 이어진다.

양방진단의 한계 사례 9. 재발 진단: 양방 방광암(膀胱癌) 치료자의 재발 진단

[환자] 남, 61세

[초진일] 200*년 4월

[상태]

소변 혈뇨가 발생하여 병원에서 방광암(膀胱癌)의 진단을 받고 내원하였다.

[본원의 진단]

1. 환자는 지인(知人)으로 2년 전에 본원 내원 시 암증(癌證)상태로 진단되어 가족에게 알렸다. 하지만 그 뒤 적절한 치료를 받지 않았을 뿐만 아니라 불건강한 생활습관을 고치지 못하고 있었다. 그리고 2년이 지난 후에 국소적인 방광의 암만을 진단받았다.

2. 방광암 치료효과가 우수한 현대의 양방치료를 1차 권유하였고 양방치료로 제거하였다. 그런데 담당의사는 상태가 양호하다고 하여 다른 어떤 현대(항암)치료도 받지 않아도 된다고 하였다.

3. 하지만 그전부터 암증이 존재하여 본원의 치료를 꾸준히 받기를 권유하였다. 그리하여 12월까지 꾸준한 치료를 받아 호전은 되었다.

[결과]

1. 7개월 동안의 치료로 상태가 호전되었지만 완치되지는 못했다. 가족에게 암증(癌證)의 사실을 재차 알려서 양방에서는 재검진

및 PET 검사까지 실시하였으나 전혀 이상을 감지하지 못했다.

2. 12월 이후 내원하지 않았는데, 5월에 재발 진단을 받고 수술을 받았는데 병원에서는 의외였다고 한다. 그리고 얼마 지나지 않아 다시 8월에 3차 재발 진단을 받고 가족과 환자는 큰 충격을 받았으며 그제야 다시 본원에 내원하였다.

3. 의지와 생명력이 강하였지만 만성적인 건강불량 상태에서 발현되어 병중하다. 이 환자는 전인치료를 통하여 전신 건강성의 향상을 통한 방법이 바른 치료방향이라고 사료된다.

양방진단의 한계 사례 10. 원발생처 진단: 간암(肝癌)의 원발생처

[환자] 남, 30대

[초진일] 200*년 10월

[상태]

간암 말기(肝癌末期)의 진단을 받고 치료를 포기하고 자가 관리 중에 내원하였다.

[본원의 진단]

진맥상 우측 3지의 미(微)한 기운은 선천적(先天的: 유전적인)인 쇠약에 의해서 비롯된 상태로, 좌측 간맥(肝脈)보다 신장맥(腎臟脈)이 약했다. 신장(腎臟)에서 간(肝)으로 전이된 상태로 간보다 신장이 더욱 불량한 상태였으며 너무 늦게 발견된 경우라서 말기 불치의 상태로 예후가 좋지 않았다.

[결과]

초진 진맥 시 내일을 예측하기 어려운 위중한 상태라서 그 자리에서 '신장에서 전이된 간암으로 보이며, 선천적인 원인이 크고 너무 늦게 발견된 상태 같다고 하며 예후를 장담할 수 없다'고 하였다. 양방병원에서도 전이된 간암인데 어디에서 기시했는지는 모르겠다고 하였다. 1주일이 지나면서 어려운 상황이 확실하다고 판단하여 2주 치료째 회복 불가능함을 알리고 치료를 중지하였다. 그 과정에서 가족 형제를 진찰하여 유전적인 병력을 확인하였다.

◇ 암의 원발처(原發處), 기시처(起始處)

암환자들 중에서는 암의 시발처를 모르는 경우가 드물지 않게 존재한다. 하지만 근본처, 시발 부위를 모르고 치료하는 것은 완벽한 치료라고 볼 수 없다. 왜냐하면 근본처가 가장 낫기 어려운데다가 근본처가 치료되지 않으면 재발은 필연적으로 나타나기 때문이다. 또한 시발처는 치료과정에서 마지막에 치료되는 부위이고 사망에 이르게 하는 근본적인 원인이 되는 곳이기도 하다. 바로 이 시발처를 치유해야 비로소 암이 사라졌다고, 완치되었다고 할 수 있는 것이다.

한의학에서는 진맥과 오링테스트를 활용한 방법을 통해서 환자 및 보호자가 확인할 수 있도록 가장 근본된 병소(病所), 기시부위, 가장 중한 병소를 추정할 수 있다.

◇ 실례로 폐암 1기 진단을 받고 내원한 분이 있었다. 진맥 진찰 결과, 신장에서 기시하여 폐를 지나서 뇌에 이른 상태였다. 양방병원에서도 뇌의 종양진단은 받은 상태로 다만 암의 유무는 불투명하였다. 하지만 신장병은 진단되지 못했다. 우선 뇌와 폐, 이 두 부위는 현대의학적 치료(수술 및 감마라이프치료)가 우수하니 우선 그 치료를 받고, 한의학으로 신장의 병증을 치료하길 당부하였다. 신장은 알지도 못하지만 현대의학에서 치료법이 따로 없는 것 같아 보였기 때문이다. 하지만 그것이 처음이자 마지막이었고 어떤 치료를 받았는지 모르지만 그 환자분은 4년 만에 사망하고 말았다. 만약, 순수한 폐암 1기 상태였다면 그렇게 빨리 운명하지 않았을 것이다. 폐암 3, 4기라하더라도 관리를 잘하면 3~4년 전후 생존도 가능하다.

양방진단의 한계 사례 11. 갑상선암 수술자 암증상태유지, 2년 이후 재발진단

[환자] 여, 44세

[초진일] 200*년 1월

[상태]

좌측 견비통으로 치료차 내원하였다. 과거 6개월 갑상선종양으로 양쪽 수술을 한 이력이 있고 현재 호르몬제 투여 중이다.

[본원의 진단]

전신의 병사가 심하게 중하며 태음인 열다한소탕가미의 암증상태로 체질침증도 어려은 상태라 예후가 예측불허였다. 당시 의학의 미흡으로 아직 진단되지 않을 것으로 추정되었고, 병중하여 매일 내원치료를 권유하였다. 그 뒤 몇 개월간 간간이 내원하여 치료하였다.

[결과] 2년 이후 4월

3개월 전 갑상선종양 재발 진단과 함께 재차 수술하고 방사선치료를 2회 하였으며 원인불명의 좌측 족통으로 그 치료차 내원하였다. 양방의사는 6개월 내 한약복용을 금하게 하였고 환자는 양방치료에만 의지하였으며 본원의 치료를 받지 않았다.

3. 양방진단 이후 수술 등 예후 판정의 한방진단

양방병원에서 암 진단 이후 바로 내원하여 진찰하는 경우는 거의 드물다. 대부분 수술이나 수술 이후 항암요법을 시행한 다음 고통스러워 내원하거나 불치 상태에 이르렀을 때 말기 암 상태로 내원한다. 양방의 치료 이전에 내원한 경우는 본원에 내원하여 보다 정확한 상태와 치료의 방향, 예후 등 보다 나은 정보를 얻고자 함이다.

어떻게 예후를 판정하나?

98년 이후, 암 진단을 하게 되면서 수백 명의 암환자를 직접 진찰하였고, 그 치료 과정을 지켜보았다. 양방치료 혹은 한방, 자연 상태 등의 조건에서 환자의 병세, 즉 치료, 회복, 악화, 사망 등의 다양한 진행과정 그리고 그 전후의 상태를 확인하였다. 본인은 이제 시행이나 시술 이전에 환자의 상태를 보면, 예후가 어떻게 될지 가늠할 수 있게 되었다. 이는 무엇보다 환자의 상태를 직접 진찰, 병의 진행과정을 관찰하면서 얻어진 결과이다. 다른 의사들 역시 그러할 테고 환자에게 유해한 치료를 권유하지 않을 테지만 여전히 치료 이전에 예후를 예측하지 못하여 환자가 고통을 받는 경우가 많다.

양방진단 후 예후 진단 1. 양방은 폐암의 2기, 한의학진단상 폐암 3/4기 상태 불치

[환자] 남, 40대

[초진일] 200*년 3월

[양방진단의 상태]

환자 및 보호자가 본인의 지인을 통하여 같이 내원하였다. 최근 폐암 2기 진단을 받고서 양방치료의 시행을 앞두고 있다. 한의학적인 진단으로 어떤 상태이며 어떻게 하면 좋을지 물었다.

[본원의 진단]

1. 소음인 수양체질
2. 좌·우맥상 병증상태가 부활 시 세삽함이 분명하여 폐암증이고 좌·우맥 상태의 훼손정도로 보아 2기가 아닌 3/4기에 이른 상태로 보인다.

[상담 및 결과]

1. 환자를 진맥하면서 상태가 병중하여 예후가 예상되는바, 그 자리에서 '암의 경중(2기) 상태가 아니라 난치의 3기를 지난 4기에 이른 상태로 양방치료 시 과거 환자를 보면 난치불치의 상태로 6개월가량 생존이 가능하니, 본원의 과거 치료경험으로 볼 때 수년간 생존하는 치료를 선택하는 것이 최선의 방책'이라고 진맥 결과를 설명하였다.
2. 그리고 환자에게 침 시술을 하고 보호자, 소개자와 상담하니 그

때야 보호자가 대학병원에서도 폐암 3기를 지났다고 하며 환자
가 충격을 받을까봐 말을 하지 않았다고 한다. 보호자에게 그러
면 결과가 바람직하지 않으니 사실대로 말하여 환자 스스로 치
료의 방향을 결정하도록 해야 한다고 조언하였다.

3. 보호자는 나의 조언을 무시하고 양방치료를 받았으며 6개월 만
에 운명하고, 낙심한 상태로 내원하여 진찰을 받았다.

양방진단 후 예후 진단 2. 양방은 국소 간암, 한의학 진단상
주변 전이성 상태, 양방치료의 불행한 결과를 예측함

[환자] 여, 50대

[초진일] 1년 전 *월 내원자 → 양방치료시행 → 1년 후 *월

[양방진료상황]

1년 전 간암을 진단받고 1.4cm였던 종양이 1개월 만에 1.8cm로 확인되어 수술을 예정하고 있었다.

[초진 진맥상황과 예후 상담]

1. 좌우 침안 시 세삽울한 기운이 하복부의 임파선(淋巴腺) 전이 상태로 맥 또한 불량한 상태였다. 이러한 진맥결과를 바탕으로 볼 때, 국소 간암의 상태가 아니었다.

2. 간(肝)의 국소만 보고 양방의학으로 치료할 경우, 내부암증이 있어 예후가 불량하니 한방치료를 권유하였다. 정한 수술을 막을 수 없지만 하기 이전까지 그리고 이후에도 본원의 치료를 받는 것이 좋을 것이라고 권유하였다.

[예후]

1. 국소만 알고 치료할 경우 더 악화되어 불행한 결과가 나올 것이라 예측하였다.

2. 보호자 및 환자에게 보이는 것만 전부가 아니라 내부에 암증이 존재하여 전이 상태로 보이니 수술로는 어려울 것이라고 하며 본원의 치료를 받을 것을 권유하였다.

3. 우려한 바대로 환자는 본원의 치료를 받지 않고 양방치료를 받았다.

◇ 결과

[재진]

초진 이후 7개월 만에 내원하였다.

[재진사유]

예측한 대로, 환자가 고통스럽게 있어 본원의 치료차 보호자가 동행하여 내원하였다.

[양방진료상황]

1. 수술하고자 열어보니 전이(轉移)상태가 뒤늦게 확인되어 방사선요법을 실시함. 이후 임파전이된 상태로 악화(惡化) 진행 중
2. 배통이 심하여 수면장애 유발
3. 기력부진, 허손허탈, 식욕부진, 소화불량(반 공기 정도 식사)의 중증 상태

[재진의 상태]

1. 예상된 전신암(全身癌)상태가 밖으로 나타나고 있었다.
2. 암 수술 이후 임파전이 사실을 뒤늦게 알고 방사선치료를 하였으나 오히려 흉골 및 쇄골 등 부위로 임파선암이 커져 크기가 메추리알 반 개 정도로 잡히고 있어 통증을 호소하여 진통치료를 원했다.
3. 그런데 이 상황에서도 환자 및 보호자는 무슨 준비가 되지 않아서 그런지 본원의 치료를 거부하였다.
* 이후 환자는 곧 사망한 것으로 확인된다.

의사의 책임과 역할

의사는 환자의 생사가 갈리는 상태에서 보다 신중한 그러면서도 분명한 치료의 방향을 제시하여야 한다. 이는 단순한 경험이나 예감에 의하지 않고 암 진단의 능력과 10년 이상의 경험을 바탕으로 한 의사의 책임감이다. 그런데 환자 및 보호자는 의사의 조언을 소홀하게 여긴다. 운명이 바꾸어질 수 있는 상황에서 결국 선택은 환자의 몫이다. 자신의 운명을 환자 스스로가 아닌 누가 바꿀 수 있겠는가.

양방진단 후 예후 진단 3. 양방 간암 추정자, 한의학진단상
간암 확실하며 예후 불량

[환자] 남, 40대

[진찰일] 201*년 **월

[양방진료 상황]

최근 2개월 전 현장에서 사고의 외상으로 복부를 손상 받아 치료,
수술 중에 간암으로 추정되는 진단을 받게 되었다. 1cm 정도의 그리
크지 않은 크기로 양방에서는 간색전술을 할 것이라 하였다. 그리고
***연구소에서 받아온 처방을 보였다.

[진찰상황]

1. 간암맥은 보통 체질 불문하고 좌측 중침안 시 현긴맥상으로 나
   타나는데 이 환자는 그렇지 않고 좌·우맥 척맥에서 병증맥[삽
   울(澁鬱)]으로 보인다. 그래서 신장(腎臟)에서 기시하여 간(肝)으
   로 전이된 것으로 추측이 가능하다. 좌·우맥이 유근(有根)하여
   아직 위급한 상황까지는 아니지만 꽤나 중한 상태이고 복진상 수
   술자국 및 복부 비대한 복수 상태로 보아 예후가 불투명하였다.

2. 2차 한방진단

① 서울 모 병원에서 2일간 진단받고 당일 오후에 본원에 도착하
   였다. 내과, 외과 검사 이후 암의 확정판정의 결과는 1주일 후
   나오며 색전술을 권유받은 상태였다. 외과에서는 단순하게 치료
   만을 권유하였고, 내과에서는 심각히 위중함을 말했다고 한다.

② 소음인 수양인맥상으로 좌·우맥에서 삽울한 기운이 완연하여

병증이 더 심해지고 있음이 감지되었다. 부종이 커진 복진 상태를 감안하니 색전술을 할 경우 예후가 더욱 불안하였다. 본원치료를 할 경우 2, 3주 내 복부의 부종 소실의 여부가 장기 생존과 치유의 관건이 되겠다. 무엇보다 병소가 간보다 신에서 기시한 것을 알지 못해 엉뚱한 치료를 하다가 악화되지 않을까 우려된다. 가족과 보호자는 어떤 치료를 받게 해야 할지 고민하다가 환자는 상담만 받고 본원의 치료는 받지 않았다.

◇ 참고: 어떻게 신장의 기시(起時)를 확인할 수 있나?

먼저 맥진상 간맥의 병사맥보다 좌우 3지 강침안 시 병증이 완고하였음을 보고 판단하였다. 확인 방법은 기 측정 혹은 오링테스트 등으로 간암 및 신장암 사진의 동조검사상 간의 피부표면 및 신장장기의 피부표면에서 암증 사진에 반응함을 확인하면 된다. 아니면 암환자를 수술하여 보면 된다.

신장암은 양방진단상 얼마나 정확히 알 수 있을까? 과거 사례를 보면, 한 분은 방광암 진단을 받고 수술을 하다가 열어보고야 신장 한 곳이 완전히 암이 된 상태를 발견하였고, 다른 한 분은 요통으로 1년간 병원을 전전하다가 마지막에 신장에서 대퇴골로 전이된 말기 암을 발견하였다. 최근 한 분은 폐암, 뇌암 그리고 마지막에 신장에서 전이된 척추암 진단을 받고 사망하였는데 1년 동안 암 진단치료에서 신장의 암 상태를 발견하지 못했으며, 간암 말기 한 환자는 전이성 암이지만 어디에서 발현되어 간암이 생긴 것인지 알지 못했는데 그 부위가 바로 신장이었다.

이렇게 신장의 암은 현대의학의 진단으로 일부에서 잘 발견되지

않는 경향이 있다. 암환자들이 수술 이후 재발진단을 받지만 대부분
이 그 과정에서 이미 발현, 진행되어 손을 쓸 수 없는 상태에서 진단
을 받게 되는 경우도 있다.

양방진단 후 예후 진단 4. 갑상선 수술예정자, 예후 불량

[환자] 여, 50대

[진찰일] 201*년 **월

[양방진료 상황]

최근 갑상선암 진단을 받고서 20일 후 수술이 예정되어 있다.

[현재 진맥상황]

1. 환자의 안색과 체형기상만 보아도 충분히 병중한 상태였다. 그
   래서 과거 질병의 과정을 물었더니 갑상선암은 아무것도 아니
   었다. 지난날 신장, 담, 자궁선 근종 등 결코 가볍지 않은 병들을
   앓아 왔다. 안색을 보니 예후가 분명히 어려운 상황이라서 진맥
   하기도 전에 환자와 보호자에게 무엇이라고 말을 해야 할지 걱
   정이었다.

2. 진맥을 하니 좌측 1지가 병사(病邪)맥으로 상충(上衝)하는 것을
   보아 뇌(腦)에까지 영향이 지대하다. 병은 뇌(腦)에 이른 상태로
   보였고 환자에게 그리 논하였다. 갑상선(甲狀腺)의 수술 여부와
   무관하게 뇌(腦) 검사를 필히 정기적으로 하시라고 하였다. 우측
   2지가 잡혀서 토양인맥인가 했더니 누워 진맥하니 목양인맥이
   다. 즉, 비위(脾胃)의 그 부위도 병사(病邪: 암증(癌症))의 상태로
   보인다.

3. 기 측정상 역시 목양침1형+신사(腎瀉) 및 담사(膽瀉) 침술까지 시
   술해야 뇌의 병사가 잡히니 얼마나 병중한지 알 것이다.

[예후 진단]

1. 건강상 갑상선암의 수술 여부와 무관하다.
2. 병이 위중한 상태에서는 어떤 치료를 받느냐에 따라 장기 생존
   의 여부가 결정된다. 뒤늦은 재발의 발견은 생명 연장이 어렵고
   또한 뒤늦은 항암요법은 환자에게 어떤 호전도 가져다주지 않는
   다. 즉, 아마도 갑상선암 수술 이후 항암요법을 하더라도 재발될
   확률이 높고 뇌로 전이되어 현재 치료 중인 환자처럼 불치의 상
   태로 빠질 확률이 높다.

◇ 이 환자에서 한의학적 진단과 치료 가치

1. 진단에서 갑상선암의 유무와 관계없이 병중한 상태를 보여준다.
2. 치료에서 재발가능성 및 불치 상태에 가까운 난치성 환자의 상
   태를 알려준다.
3. 이 환자를 통하여 다음에 이와 같은 상황이 오면 예견할 수 있게
   되었다.

◇ 과거 한 사례: 암에 대한 무지

한 간암 말기 환자가 내원하여 입원 치료하였는데 본원에서 완치
의 확답이 없다고 하여 양방치료를 받았고, 환자는 나의 예측대로 6
개월 만에 운명하였다. 환자의 보호자는 나의 조언 - 말기 불치의 상
태여서 양방치료로는 치료불가능하며 안정을 취하면서 3~4년 생존하
는 것이 최선의 방책 - 을 무시하고 양방치료로 치료될 수 있다고 착
각하여 치료받다가 당연한 결과를 초래하였다.

양방진단 후 예후 진단 5. 국소간암 수술요구자, 예후 양호

[환자] 남, 62세

[진찰일] 200*년 4월

[양방진료상황]

3년 전 우연히 검진 중에 간암을 발견하고 정기 검진 중에 작년과 올해 검사에서 3cm 크기로 수술을 권유하였는데 환자가 거부하고 있는 상태이다.

[현재 진맥상황]

1. 환자는 다른 증상은 없고 손발 저림이 있다.
2. 전신 병사(病邪)가 중하고 약증은 소양인 십이미지황탕증에 해당되었다. 한약 1차 복용 이후 손발 저림의 현상은 호전되었다.

[예후]

1. 간암 3기 상태로 병중하나 환자의 의지가 강하여 상당기간(2, 3년 이상) 생명을 유지하리라 여겨진다.
2. 가족들이 수술을 하려고 하지 않아 한동안 자연 상태로 유지할 것으로 보인다.
3. 적절한 치료를 한다면 더 연장될 것이고, 위해한 치료를 한다면 더 악화되어 예후가 불투명할 것이다.

양방진단 후 예후 진단 6. 담도암 말기 진단, 암증 없음

[환자] 남, 63세

[진찰일] 2003년 6월

[내원경유]

　한의사의 친척으로 소개받아 내원

[양방진료상황]

　급성 황달로 동네 의원을 거쳐 대학병원에서 1차 담도암 진단을 받고 서울*병원에서도 동일하게 진단받았다. 병원에서는 말기 상태로 치료가 불가능하다고 판단하고 방사선치료를 시행하였다. 그러던 중에 내원하여 현재는 식사, 소화, 대소변 모두 양호한 상태이다.

[진찰의 결과]

　태음인 목양체질로 좌·우맥 1지 촌맥이 부활완하여 건강상태 유지 중이며 중침 시 말기의 암증은커녕 초기 증상도 찾을 수 없었다. 약증을 굳이 찾자면 열다한소탕증으로 무척이나 양호한 상태였다.

[진실]

　한의학적 진단상 암으로 나타나지 않고 건강상태도 양호한 상태라서, 자세히 물으니 CT 및 혈액검사상 암으로 추정되었으나 조직검사를 2회 실시하였는데 모두 암을 발견하지 못했다고 한다. 암이 아니고는 이러한 황달 및 담관폐색을 만들지 못한다고 여겨 치료를 받았다고 한다.

양방진단 후 예후 진단 7. 갑상선암보다 더 중한 부위

[환자] 여, 40대

[진찰일] 200*년 1월

[양방치료상황]

지난 26일 위장장애를 느껴 내과의원을 거쳐 종합병원의 검진을 받았는데 그 결과는 갑상선암이라는 충격적인 진단이었다. 환자는 수술을 앞두고 있었다.

[현재 진맥상황]

1. 소양인 중안 시 우측 1, 2>3지 세약습울하고 좌측 2/1, 3지 세실삽하여 암증 유지하는데 침증에서도 좌측 하복부(신장, 대장, 방광 쪽)의 병증이 더 심하게 유지된다.
2. 침증도 토1+폐대장까지 중한 상태로 유지된다.

[예후 진단]

1. 갑상선암의 수술은 생명 유지와 무관하다 여겨진다.
2. 양방진단에서 검사되지 않은 하초의 병증은 추후 재발할 것으로 보이고 이로 인해서 건강악화는 생명유지에 악영향을 줄 것이다.
3. 현재 치료가 불가능하지 않으니 지금 치료한다면 생명을 연장시키거나 치유할 수 있는 가능성이 있다. 하지만 난치 상태에서 치유를 보장할 수 있는 상태는 아니다.

양방진단 후 예후 진단 8. 폐암 말기 불치자 시한부, 생명유지가능

[환자] 남, 60대

[진찰일] 200*년 6월

[양방치료상황]

만성 기침이 수년째 지속되다가 너무 심해져 검사해보니 폐암의 진단을 받았다. 그래서 국립암센터에서 4기 진단과 함께 시험용 항암제로 치료하던 중 간장이 상하여 더 이상 투여할 약이 없다고 하여 한의원에 내원하였다. 대략 6개월 내 시한부로 판정받았다.

[현재 상황]

증상은 일반 기거생활은 가능하나 식욕 및 소화불량으로 반 공기 정도의 식사가 가능하였고 체력저하와 함께 해수기침, 흉비, 천식기운이 지속되고 있었다.

[예후 진단]

1. 악화 중이지만 약증이 2단계 남아 있고 침증도 한 단계를 남겨 두어 수년은 생존 가능하여 치료 또한 가능한 상태이다.
2. 체질은 소양인으로 병중한 상태로, 이후 본원에서 치료를 받았는데 2년간 생명을 유지하였다. 하지만 다른 치료를 받다가 병증이 악화되어 사망하였다.

◇ 폐암 말기의 생명력 진단

말기 환자로 내원하여 진찰한 폐암 말기 시한부 인생인 환자를 보

면 자연적 상황에서도 3, 4년 생존이 가능한 정도의 경우를 볼 수 있
다. 이는 병만 보고 판단한 것과 사람의 생명력을 같이 보고 파악하
는 것의 근본적인 차이에서 비롯된다.

4. 수술 이후 재발가능성 진단

왜 암환자는 재발이 쉽게 일어날까?

여러 이유가 있겠지만 단순히 생각하면 다음과 같다. 암은 10이 되어야 발생한다. 보이는 암을 제거하면 10이 소실되고 9, 8은 남는다. 결과만 제거하기 때문이다. 이러할 때 자극, 예를 들어 스트레스, 발암 물질 노출 등이 조금 첨가되면(+1, 2) 10이 되니 암이 다시 발생할 수밖에 없다. 평소 일반인은 2~6의 건강수준이라고 할 때, 위해한 자극(+1, 2)이 되어도 10에 이르지 않으니 암이 발생되지 않는다. 그런데 암환자는 처지가 다르다.

달리 말하면, 수술은 보이는 암을 제거한 것이고 대부분 잠재암과 미발현암이 존재한다. 설사 암 그 자체가 없다고 하여도 암환자에게는 암을 일으킬 수 있는 제반 조건이 있기 때문에 암을 일으키는 뇌신경계통과 연관되어 조직세포들이 쉽게 암세포가 될 수 있다. 거기에는 위해자극에 취약한 심신 상태뿐만 아니라 병발을 유도한 위해한 감정과 환경이 더 큰 문제이다. 마치 오염된 어항에서 병든 금붕어를 꺼내어 치료한 다음 다시 그 어항에 넣은 꼴인 것이다.

암 진단 이후 생명에 대한 자각과 함께 주체적인 환자의 변화로 위해한 환경적인 스트레스를 잘 극복해낼 수도 있지만, 주관적, 객관적으로 존재하는 병적인 환경요소가 개선되지 않으면 다시 재발확률이 높을 수밖에 없다.

수술 이후 재발가능성 진단 1. 갑상선암 수술, 암증(癌症) : 2년 이후 재발 수술자

[환자] 여, 44세

[진찰일] 200*년 1월

[양방치료상황]

좌측 견비통으로 내원하였다. 견비통의 상태보다 중한 것 같아서 살펴보니 6개월 전 건강검진 중에 갑상선암 진단을 받고 양측 수술을 하고 현재는 호르몬제 투여 중이라고 한다. 잔존 암증은 발견되지 않아 다른 2차적인 치료를 하지 않았다.

[진찰상태]

하지만 전신병사가 위중하고 심하여 예후가 걱정되었고 암증이 확실시되어 재발 걱정과 함께 치료를 매일 권유하였다. 하지만 환자는 몇 개월에 걸쳐 몇 번 왔지만 암증치료는 하지 않았다.

[재발 진단의 결과]

그리고 2년 이후 4월 내원하였다. 3개월 전에 갑상선 재발진단과 함께 수술하고 방사선 치료 2회 하였는데 최근 들어 좌측 족통이 원인 없이 발생하여 치료차 내원하였다.

환자는 이런 뒤늦게 발견되어 재차 수술하게 된 상황에서도 현대의학을 절대적으로 신뢰하고 의탁하였으며 본원 암 치료를 받지는 않았다.

수술 이후 재발가능성 진단 2. 유방암 수술 이후 항암요법 중 이후 간폐암 발생

[환자] 여, 30대

배우자 남편이 기력부진상태로 내원하여 상담 중에 부인이 운명했다고 한다. 유방암 수술 이후 항암요법 중에 간에 전이(항암후유 부작용이 원인)되어 사망한 사례이다.

[내원경유 및 본원의 치료]

1년 전 5월 유방암 수술 이후 4차 항암요법을 한다고 금일 내원하였다. 그 뒤 10월 1회, 12월 12회, 1월 4회. 2월 1회, 3월 2회, 4월 23일에서 5월 3일까지 침 시술 치료하였는데, 항암요법시행 이후 복통 및 너무 힘들다고 입원 치료도 하였다.

체질은 태음인 목양2형, 그 어떤 체질보다 항암요법, 방사선 등 위해(危害)한 치료를 잘 견디는 체질이라서 괜찮은 상태로 초기에는 침 시술만 원하여 하였다. 이후에도 한방치료는 한약복용도 몇 번 했지만 입원할 때 며칠뿐이었고, 치료는 통증 완화 목적으로 침(針)위주 보조치료만 하였으며 양방치료에 절대적인 의존을 하였다. 부부가 본원을 신뢰한다고 하였지만 결국 양방의 진단치료에 의존하고 그쪽에 매달렸다.

그 결과 3월에 양방에서 간암의 진단을 받지 못했다. 암증은 간으로 전이되는 상태였는데 1차 경고를 하고 한방치료를 권유하였는데 의심만 하지 확진되지 못했다.

* 5월 진료기록인용: 5월 11일 외래. 우측1지 미약소실, 2지 실유여 좌측 1지 유긴활. 복통이 심하여 쪼그려 앉아 있는다. 어제 꾸지뽕나무를 다린 물을 마셨다. 오늘 서울 병원 가는 날인데 복통으로 가지 못했다.

* 그 뒤 6월 14일 내원해서 보니 양방진단상에서 호전(好轉)되고 있다고 환자는 좋다고 하나 실제는 그렇지 못했다. 병증 유지 간맥의 병사 유지. 환자는 삼림욕을 작년부터 자주 다녔다. 일상생활 및 가정생활은 가능하고 식사도 가능한 상태였다. 21일 내원을 끝으로 침 시술을 마감했다.

이렇게 환자는 그동안 한방치료를 단지 보조적인 치료 관리로 치료하였고 9월 4일, 양방에서 간암에 대한 진단과 색전술 치료를 상담하였다. 양방치료에 의존하고 있고, 병색이 깊은 상태라 무어라 얘기할 상황은 아니었다. 어찌되었든 이것이 끝이었다. 보호자가 말하길 '색전술 그 뒤부터 하루가 다르게 나빠졌고 악화되어 그리되었다'고 한다.

◇ 현대의학에서는 재발 진단이 뒤늦었고 악화되는데 호전된다고 착각하였으며, 뒤늦게 재발 진단된 상황에서 색전술로 더욱 악화되었다.

수술 이후 재발가능성 진단 3. 유방암 재발 수술자, 대장암(大腸癌) 추정, 이후 재차 수술자

[환자] 여, 40세

[초진일] 200*년 3월

[치료내력]

유방암 재발(再發)로 수술하고 항암요법을 시행한 이후 한의원 소개를 받고 내원하였다.

[진단 및 치료과정]

초진 시 진찰하여 보니, 대장(大腸) 부위에 암증(癌症)이 존재하여 걱정되었다. 3개월간 치료 중 권하지 않은 단식을 스스로 시행하여 악화되어 가는 상태에서 지방 한의원의 치료를 받겠다고 하고 갔다. 이후 대장암의 재발을 확인하고 수술한 이후 항암치료를 받았다.

◇ 참고

환자는 재발진단에 대해서 다른 환자와 마찬가지로 현대의학의 뒤늦은 진단과 치료에 어떤 비판도 하지 않았다. 또 3차 진단과 치료도 마찬가지이다. 이렇게 현대의학은 절대적 권한을 가지고 있다. 그런데 한의학은 미리 예측하고 다스리는데 왜 제대로 대접을 받지 못하고 있을까?

수술 이후 재발가능성 진단 4. 3년 전 폐암2기 수술자

[환자] 여, 60대

[진찰일] 201*년 *월

[양방치료상황]

　내원 4년 전에 건강검진 중 폐암이 진단되어 정밀검사로 2기로 진단. 서울**병원에서 수술하였고 다음 달 정기 검진 예정이다. 검진을 앞두고 암의 재발에 대한 두려운 마음이 있다.

[현재 증상]

　양측 견비통증이 있고 어제부터 요통이 심하다.

[현재 진맥상황]

1. 태음인 목양체질
2. 우측2지 토양처럼 유근하게 촉지되었다. 원래 암환자였는지 불투명하지만, 우1지 미약하여 거의 절맥에 이름(과거 수술에 의한 기운으로 추정), 좌측 1, 3지 다소 우리하게 울리나 암증의 삽맥은 아니었다.

[예후]

　암 관련하여 양호한 것으로 추정

[기타]

　환자에게 재발 걱정하지 않아도 되겠다고 하니, 말만 들어도 속이 시원하고 편하다고 한다.

◇ 이 환자에서 한의학적 진단과 치료 가치

현대의학적 진단상에도 분명하게 암이 없는 상태로 드러났다. 하지만 우선 환자가 본원을 신뢰함에 따라 보다 일찍 안심할 수 있는 상황이 되겠다.

수술 이후 재발가능성 진단 5. 갑상선암 수술자, 주변 임파암이
잔존한다고 하는데 한방진단상 암증 없음

[환자] 여, 10대

[진찰일] 201*년 **월

[양방치료상황]

2개월 전 갑상선암 수술하게 됨. 어린 나이에 암의 진단을 하게 된
계기는 가슴에서 혹이 잡혀서 진단 중에 유방이 아니라 갑상샘의 암
을 발견하고 수술, 제거하였다. 수술을 하는 도중 주변의 임파선암을
발견하여 추후 재검진 추적할 상태라고 한다.

환자는 위의 임파 전이 사실을 모르고 있었고 보호자는 암세포가
남아 있다고 하여 노심초사하고 있는 상태이다.

[현재 진맥상황]

1. 소음인 수양2형 체질맥
2. 우측 맥은 활한 기운이나 좌측은 공허한 맥허손 상태를 유지한
   다(하초의 기혈훼손: 하초는 신장, 대장 및 자궁의 의미).

[예후]

1. 암증의 맥진상태는 나타나지 않는다.
2. 혈허(血虛)의 두풍(頭風) 및 현훈 상태로 보신이 필요하다. 좌측
   3지 강침안 시 공허한 것은 내장기운의 허손상태를 의미한다.

[기타]

환자의 오빠(남, 19세)는 갑상샘 검사를 이번에 실시하니 조금 붓

는 느낌이·있다고 지켜보자 하였다고 한다. 오히려 맥상이 오빠가 불량한데 수양1+폐사방까지 진행된 병증상태로 병사(病邪)가 감지되어 암증의 초증 상태로 추정되는 상황이다.

수술 이후 재발가능성 진단 6. 갑상선암 수술자, 난소의 병증

[환자] 여, 30대

[진찰일] 20**년 3월

[양방치료상황]

2006년 자궁근종수술, 2007년 갑상선암 수술

[현재 진맥상황]

1. 소음인 수음으로 추정된다(수양2형일 수도).

2. 좌측 암증 없이 양호하나 우측 3지 강침안 시 세울삽기운이 난
   소(卵巢)의 암증을 의미

[예후]

1. 현 상태로 보아 2~5년 내 암 재발진단을 받을 가능성이 있다.

2. 지금은 난치는 아닌 가치(可治)의 상태이다.

◇ 이 환자에서 한의학적 진단과 치료 가치

1. 조기진단, 조기치료의 중요성을 보여준다.

2. 지금 치료를 한다면 재발방지 가능 및 생명 보장 가능하다.

수술 이후 재발가능성 진단 7. 갑상선암 수술, 난소에서 기시

[환자] 여, 30대

[진찰일] 20**년 3월

[내원경유 및 양방치료상황]

　최근 폐렴으로 근처 병원에서 입원 중 목소리 불량으로 정밀 검사 시 알게 되어 서울**병원에서 지난 5일 전 수술하고 금일 내원하였다.

[현재 진맥상황]

1. 소음인 수음체질
2. 좌측의 강침안 시 3지의 촉지(수음맥) 및 삽울한 상태로 암증(난소암증 추정)
3. 수음1+ 폐사방으로 난소암증의 반응 유지

[예후]

1. 자연적인 암의 소멸은 다소 어려울 것으로 보인다.
2. 재발은 앞으로 2년 전후에 난소암보다는 난소에서 기시된 임파선암으로 진단될 확률이 더 높다. 난소암은 진단되기 어렵기 때문이다.

[기타]

1. 대체로 여성암 가운데 일부분 다수가 난소(卵巢)에 기시하는 경향을 보인다.
2. 보호자에게 병증의 상태를 우회하여 알리고 3개월간 치료를 권유하였지만 1개월 이후 치료를 중지하였다.

수술 이후 재발가능성 진단 8. 1년 전 갑상선 초기 수술자

[환자] 여, 60대

[진찰일] 201*년 *월

[내원경유]

요통으로 내원

[양방치료상황]

2009년 가을 건강검진 중 갑상선암 초기로 진단되어 수술하고 현재까지 2회 검진하였는데 양호한 사태로 유지 중이다.

[현재 증상]

처음으로 1주일 전부터 좌측 요각통증이 있다.

[진맥상황]

1. 소양인 토양맥진

2. 좌우 모두 실활(實滑)하며 삭(數)한 기운이 조금 있어 몸살기운처럼 병사가 감지되었다.

3. 암증맥은 없으나 이러한 병사(病邪: 상한(傷寒)의 병사)로 인해서 재발 병발할 우려가 있다. 하지만 아직은 양호하다.

수술 이후 재발가능성 진단 9. 직장암 2기 수술자

[환자] 남, 70대

[내원일] 201*년 4월

[현재 진맥상황]

 1. 소음인 수양체질

 2. 좌·우맥 침안 시 병증 유지 좌우 모두 세삽울, 대장주변의 암증
    (2기가 아님)

[양방치료상황]

 1. 2년 전 11월 15일 서울*병원서 직장암 2기 수술
 2. 1년 전 1월 10일부터 대학병원 방사선 치료(3차)

[현재 증상]

 1. 수술 중 방사선 치료 중인데 잦은 대소변으로 인해 수면장애 및
    식욕부진, 소변을 가누지 못하기도 하고 대변은 실금하여 기저
    귀를 차고 있는 상태이다.
 2. 11kg 체중감소, 원기 부족 허약상태로 있다.

[기타]

 1. 환자는 양방치료를 선호하고 한방치료를 완강히 거부하였으나
    자녀와 부인은 양방치료로 악화된 상태를 보고 한방치료를 하
    고자 하였다.
 2. 가족들은 원래 나이가 있어 수술을 하지 않는 것으로 생각했으
    나 친척인 의사가 수술 등 양방치료를 적극 권유했다고 한다. 오

히려 이러할 때는 모르는 것이 약이라는 생각이 든다.

3. 예후가 다소 불투명하다.

◇ 이 환자에서 한의학적 진단과 치료 가치

1. 직장암 2기가 아니며(보호자의 확인 필요/환자를 속인 것일 수 있었음) 하복부 내막의 암증 상태 진단 및 양방치료로 불치 상태로 갈 우려가 큰 상태였다. 한방진단으로는 예후 부정적인 부분을 미리 예측할 수 있었다.

2. 만약 이후 한방치료 한다고 해도 어느 선까지 치료가 될지 1개월 정도 치료해 보아야 보다 분명히 알 것이다.

수술 이후 재발가능성 진단 10. 유방암 수술, 암증(癌症) 없음

[환자] 여, 40대

[진찰일] 201*년 **월

[내원경유]

1992년 개원 초 무렵 본원에 내원하여 알던 분으로 유치원 자녀가 이제 대학생이 되었는데 최근 암 수술을 하고 내원하였다. 수년 동안 내원하지 않았는데 근처라서 암 치료를 한다는 소문을 듣고 왔던 모양이다.

[양방치료상황]

올 3월 유방암 진단 이후 4월에 수술하였는데 크기는 좌측 유방의 0.9cm로 작은 상태로 부분절제수술을 하였다. 그런데 지금까지 항암, 방사선요법을 시행해왔고 근처 요양병원에 장기(6개월 가까이) 입원 치료를 하였다고 한다.

[현재 진맥상황 및 암증 결과]

1. (진맥상) 소양인 토양맥진상으로 유활(濡滑) 좌·우맥상 병사(病邪), 병증(病症)이 없다. 암으로 보이는 느낌을 찾을 수 없다.

2. 그 뒤 1개월이 지나(**월 14일) 딸의 건강상태 점검차 내원하였다. 환자는 정밀검사 결과에 대해서 여전히 걱정하고 있다. 아직 한방 진단, 나의 진단에 대해서 신뢰가 미흡하기 때문이라고 본다. 재진찰 결과 여전히 병증, 병사 맥은 없어 잠재된 암증도 찾을 수 없다.

수술 이후 재발가능성 진단 11. 유방암 수술자의 진맥, 임파선암증

[환자] 여, 50대

[진찰일] 2000년 11월

[내원경유]

자주 체하여 소화불량으로 이곳 병원의 한약이 잘 듣는다며 처방을 원하여 내원하였다.

[양방치료상황]

내원 3년 전 유방암 2기말에서 3기초 상태에서 우측 수술제거이후 항암 방사선요법 시행한 다음 현재 정기검진 중이다.

[현재 진맥상황]

1. 소음인, 수음체질맥
2. 좌·우맥진상 세울함이 양쪽에 확연하여 임파선 전신암증으로 추정된다.

[예후]

1. 상태를 더 지켜봐야 예후가 분명해질 것으로 보인다.
2. 이후 내원하지 않아 예후를 정확히 알 수 없으나 암증(癌症)이 확실하여 재발상태의 진단을 받을 것으로 추측한다.

수술 이후 재발가능성 진단 12. 유방암 2기초 수술, 신장병증

[환자] 여, 50대

[진찰일] 2011년 *월

[내원경유]

같은 유방암 수술 환자의 소개로 체질식이 상담차 내원하였다.

[양방치료상황]

멍울이 잡혀 내원 1년 전 대학병원의 검진을 받아 유방암 진단을 받고 수술한 이후 항암치료를 시작, 5개월에 걸쳐서 6차례 마쳤다. 이후 4개월에 걸쳐서 33번의 방사선 치료까지 마감하였다. 1~2기 초로 임파선 전이는 없고 뿌리가 없다고 한다.

[현재 진맥상황]

소음인 수양맥진에 좌측의 3지의 강침안 시 신장맥상에 병증이 완고하게 촉지된다. 신장(腎臟)의 기시(起始)상태로 추정된다.

[예후]

완고한 상태로 급발할 것은 아니며 재발진단까지는 3~5년 정도 소요될 것으로 보인다.

수술 이후 재발가능성 진단 13. 유방암 2기 수술자, 암증유지

[환자] 여, 30대

[진찰일] 201*년 *월

[양방치료상황]

내년 2년 전 우측 유방암 2기 진단받았다. 항암 5회 방사선 33회 실시, 표적치료를 1년 동안 받았다고 한다.

[현재 증상]

1. 비염
2. 빈뇨, 소변삭, 야뇨 3회. 서울**병원에서 약물 복용하였다.

[현재 진맥상황]

소음인 수양체질 좌·우맥 중안 시 실현맥으로 과도한 긴장(스트레스 누적: 암의 병인으로 추정되는 강한 스트레스 울화가 지속되는 현상으로 여겨짐)이 느껴졌다. 강침안 시 미약(微弱)할 정도로 허약하여 부실(不實)한 내장기운으로 암증이 악화되어 병발할 수 있고 이는 위험해질 수 있는 상태임을 말해준다.

◇ 이 환자에서 한의학적 진단과 치료 가치
1. 오장육부의 건강상태 및 기시의 병변, 향후 재발 가능성을 진단하였다.
2. 치유가능성 혹은 미진 시 장기 생존의 치료

수술 이후 재발가능성 진단 14. 유방암 수술자, 암증의 발생

[환자] 여, 50대

[진찰일] 내원 1년 전 유방암 수술 이후 내원

[내원경유]

재진 1년 전 8월~10월 사이에는 암증으로 나타나지 않았고 불투명하였다. 9월, 10월에 두통 등으로 내원하여 살펴보니 스트레스 상황이 지속되었다.

[양방치료상황]

내원 1년 전 서울 **병원에서 유방암 우측수술을 하였는데 완전절제 이후 항암요법은 실시하지 않았다. 그 이유는 0.2cm 정도로 작았고 전이가 없다고 판단된 것으로 추정된다.

[현재 진맥상황]

현재 좌측에 맥상이 삽울(澁鬱)하게 잡히고 병사가 확연하여 임파선 전이의 암증상태로 추정된다.

[예후]

예측하건대 이런 상태로 지속이 되면 1년 전후에 재발의 진단을 받을 것으로 보인다.

◇ 이 환자에서 한의학적 진단과 치료의 가치

1. 한의학 진단을 통해서 암의 재발 가능성을 조기 진단하여 적절하고 합리적인 대응 방안, 최선의 방안을 찾을 수 있다.

2. 치료를 한다면 완치가능성도 있어 생명연장을 넘어서 가능한 재
  발로 인한 헛된 낭비와 소모를 줄일 수 있다.

수술 이후 재발가능성 진단 15. 유방암 수술자, 간의 암증

[환자] 여, 40대

[진찰일] 201*년 3월

[내원경유]

유방암 수술자인 환자가 같이 투병한 인연이 되어 본원을 소개하여 체질식이 상담차 같이 내원하였다.

[양방치료상황]

지난 2년 전 10월 종합검진 시 유방의 이상이 발견되었지만 별다른 기별이 없었다. 1년 전 4월 스스로 재차 검진하여 유방암 진단이 되어 6월 대학병원에서 수술하고 항암 8회, 방사선 33회를 지난달 12월 2일로 마감하였다. 현재 우측 견비통이 지속되어 고통스러워한다. 양방에서는 암과 무관하다고 한다. 그러나 한방진단상으로는 그렇지 않았다.

[현재 진맥상황]

소양인 토양맥진인데, 좌측의 1, 2지 간맥이 불량하게 울현삽하다(현맥이 간병증 맥). 이는 간암(肝癌)의 증후가 분명하다. 환자에게 견비통이 간에서 발생한 것으로 보이며 치료를 권유하였다. 그때서야 항암치료 중 간수치가 높아져 급성간염(?)의 치료도 했다고 한다.

[예후]

예후가 걱정이다. 맥상 병증이 완연하고 토1+폐대장증의 난치상태의 침증까지 이르렀으며 통증이 간암의 방산통인데 지금 당장 적절한 치료를 받는다고 해도 어려운 상태이다. 위중상태에 빠진 현재 일반치료는 불가능한 상태이다. 본원의 치료를 받아 토1+폐보방까지 호전된다고 하여도 완치에 이르기가 어렵고 장기생존의 치료는 가능한 상태이다.

◇ 이 환자에서 한의학적 진단과 치료 가치

1. 간암 말기에 이르고 있음을 조기 진단하였다.

(이러한 사례가 수회 있음. 치료하지 않아 모두 사망)

2. 현재 증후에서 할 수 있는 최선의 선택은 생명 연장이다.

수술 이후 재발가능성 진단 16. 유방암 2기 수술 이후 암증 확연

[환자] 여, 40대

[진찰일] 201*년 **월

[양방치료상황]

유방암 진단으로 7개월 전 대학병원에서 수술하고 항암 4회, 방사능 33번을 마쳤으며 이후 항암 4번째 할 예정이다. 진단 그 이전부터 힘들면 아프고 쉬면 더 낫고 하다가 자가 검진 중 멍울이 잡혀서 조직검사 이후 확진되어 부분 절제하는 수술을 하였다. 암은 2기 중반으로 진단되었고 현재는 좌측의 등배부의 통증이 있다고 한다.

[진맥상황 및 암증 소견]

소양인 토양맥진상태로 맥상 병사(病邪)가 완연하였다. 걱정이 되어 물으니 환자는 작은 나의 마음에도 크게 반응하며 눈물까지 흐를 정도였다. 더 이상 구체적인 상담을 하지 못하고 추후상담하기로 하였지만 내원하지 않았다. 부위(部位)는 좌·우맥 모두에 병증상태 즉, 비위, 신장 등의 병사상태로 임파선 전이의 암증(癌症)환자로 추정된다.

[예후]

유방암이라고 하여 유방만 보고 항암, 방사선 치료하는 경우가 많다. 양방에서는 그 주변을 살피지 않고 항암제, 방사선 치료를 한다. 유방암 수술 이후 항암치료 중 운명한 환자들의 여러 사례를 보더라도 다른 부위에 암증이 있는 경우에는 양방의 항암제, 방사선 치료로는 예후가 예측 불허하다.

수술 이후 재발가능성 진단 17. 자궁상피내암 수술 이후:
비위(췌장)의 암증 예후 예측불허

[환자] 여, 40대

[진찰일] 201*년 **월

[내원경유]

내원 전날 자궁상피내암의 수술 이후 한방 입원차 내원하였다가
입원비용이 부담되어 진찰상담만 받고 가신 분이다.

[양방치료상황]

평소 하복통이 있어 검진 중에 상피내암이 진단되어 어제 대학병
원에서 수술하였다.

[진맥상황]

1. 좌 · 우맥의 병사, 병증맥. 세삽규울한 기운에 우측이 2지가 손상
되고 훼손된 병색맥으로 비장=췌장의 암증이 추정된다.

2. 기 측정 및 사진검사상에서도 동일하게 반응한다. 체질은 소양
토양체질로 침증은 토1+폐보방이다. 비위손상상태가 오래되었
는데 계속된 불편한 생활이 화근이었던 것으로 보인다.

[예후 파악과 그 근거]

췌장의 암증이 확연하고 위의 병증이 진행 중으로 향후 2, 3년 사
이 재발진단을 받을 확률이 높고 환자의 주변 환경(보호자 등)과 치
료방법에 따라서 생존기간이 정해질 것이다. 지금은 치료 가능한 상
태라서 치유가능성이 높다. 하지만 한 단계 악화되면 난치상태가 되

어 장기생존만이 유일한 상황에 놓이게 된다.

◇ 진맥으로 어떻게 암증을 확인하나

소양인 토양맥진은 우측2지가 강침안 시(强沈按時) 나타난다. 우측 2지는 비위맥으로 비위맥이 손상을 입어 삽규(澁扎)한 상태이고 병사(病邪)의 느낌 또한 암증의 진행과정에서 나타나는 기운이다. 부중한 느낌에 1지내측연으로 뛰는 경우는 위병(胃病)이고 침안 시에 내측으로 안으로 손상된 기운은 췌장 혹은 비장의 병증맥상이다.

◇ 이 환자에서 한의학적 진단과 치료 가치
1. 재발가능성 및 건강관리의 방향과 지침 설정에 받은 체질병증의 진단
2. 잠재암증을 진단하고 재발을 차단한 한방치료의 가치

수술 이후 재발가능성 진단 18. 난소암 수술 이후 상태

[환자] 여, 50대

[내원일] 20**년 4월

[내원경유]

최근 현기증 및 기력부진이 심하여 보신차원에서 내원하였다. 주변에서는 수술 이후에 생긴 부작용으로 생각한다.

[양방치료상황]

내원 2년 전 3월 자궁근종을 수술하는 중에 난소암 1기를 발견하여 서울 **의료원에서 항암 1차 1회 시술받고 이후 6개월 단위로 재검진 중이다.

[현재 증상]

1. 현기증 2. 기력부진 3. 재발 걱정 4. 신장불량

[현재 진맥상황]

1. 태음인 목양체질맥진
2. 좌측의 3지 강침안 시 다소 우리한 느낌이 하초의 병증이 가볍게 존재한다. 즉, 1기 전후의 암증 상태가 존재한다.

◇ 이 환자에서 한의학적 진단과 치료 가치
1. 환자의 상태가 다소 불투명하다.
2. 다만 현재 현기증, 기력부진 등의 증후는 치유될 수 있다.
3. 예후가 불투명한 이유는 현재 병증이 가볍게 존재하기 때문이다. 1기 전후의 상태로 완고하게 유지하여도 예후는 불투명하다.

수술 이후 재발가능성 진단 19. 자궁상피내암 수술자, 암증 치료 중

[환자] 여, 30대

[진찰일] 201*년 4월

[양방치료상황]

지난 2개월 전 생리가 끝난 이후 10여 일 지나도 출혈이 지속되어 검진을 해보니, 자궁용종으로 나와서 제거 수술하였다. 조직검사상 상피내암의 진단을 받아 총 3회에 걸쳐 수술이 이루어졌다.

[현재 증상]

1. 수술 이후 평소보다 허리가 더 아프고 불량하여 내원하였다.
2. 무릎도 시리고 몸이 더 차고 냉하다.
3. 피로감도 심하다.

[진맥상황]

1. 1차 첫날 소견: 소음인 체질로 좌측 3지의 병사 우측도 다소 조금 있게 세삽울하다. 내가 보기에 수술 이전부터 문제의 병증상태로 보아 수술로 완전한 제거가 되지 않은 것으로 추정되었다.
2. 3일 이후 상담: 좌측 하복부의 암증 추정상태를 암증만 제외하고 병증 상태가 완고하게 자리 잡고 있어 치료가 최소 2, 3개월간 필요하겠다.

[예후 및 정황]

1. 암증이 있는 이상 자연 치유가 되지 않으므로 수년 이내 재발될 것으로 보인다.

2. 매달 난소 및 나팔관 검사를 한다고 하는데 아직 검사상 나타날 정도는 아니다.

3. 암증이 다소 유지되어 치료를 권유하였다. 직접 암증은 환자에게 논할 수 없어 병발할 가능성이 있어 재발방지를 위해서 병증의 상태를 10분 이상 시간을 두고 자세히 설명하면서 치료를 권유하였지만 이후 중지하였다. 어쩔 수 없다.

* 이렇게 작성된 이후 1주일 되어 다시 내원하여 치료를 시작하였다.

◇ 이 환자에서 한의학적 진단과 치료 가치

1. 가벼운 암증이 유지되고 있어 근치가 필요하다.

2. 치료되지 않을 시 재발할 것으로 보인다.

3. 이런 면에서 조기에 병증을 발견하고 암증 발현을 예방할 수 있어 이런 환자에게 한의학적 진단 및 치료가치가 크다고 하겠다.

수술 이후 재발가능성 진단 20. 자궁경부상피내암 수술 이후
내원, 말기 난치증에 이름

[환자] 여, 50대

[내원일] 20**년 *월 15일~19일(4회 진료)

[양방치료상황]

1년 전 11월부터 하혈이 있어 의원에서는 염증소견만 있었으나 서
울 *병원에서 검사결과 자궁경부 상피내암으로 진단되어 수술하였고
의료진에서 치료 예후는 좋다고 하였다 한다.

[현재 증상]

1. 요통   2. 전신피로   3. 소화불량   4. 의욕감퇴

[현재 진맥상황]

1. 소음인 수양체질맥으로 좌우의 강침안 시 아직은 유근하다 (생
   명력은 유지하는 힘이 있어 아직은 양호한 기운).
2. 그러나 좌·우맥 모두 병증유지, 즉 삽울(澁鬱): 위, 장, 신장 등
   의 병증이 확연하다. 신장에서 병증이 기시한 것으로 추정되며
   병이 중하다.
3. 침은 수양2+신사 비보방에 이름(위중, 위독), 4차 확인에서도 동
   일하게 나왔다.

[예후]

회복이 어려운 상태, 장기 생존 모색

◇ 참고

1. 환자 또한 스스로 건강이 좋지 않음을 느끼고 있었고 힘들게 살아왔다.

2. 상피내암은 빙산의 일각으로 보이며 향후 타 부위의 재발(위, 대장 등)로 나타날 것이다. 2~3년간 힘겨운 투병생활을 할 것으로 예측된다.

3. 4일째 남편이 내원하여 병중한 상태로 재발방지를 위해서 반드시 치료가 필요하니 살펴 치료받기를 간곡히 설명하였으나 이후 내원하지 않았다.

◇ 이 환자에서 한의학적 진단과 치료 가치

1. 확연한 병증, 중증상태로 한의학적 진단의 필요성과 그 가치가 분명하다.

2. 치료에서 재발의 발견을 늦추는 악화 지연과 생명 유지의 효과를 보일 수 있겠다. 병색이 깊어 완치는 어려울 것으로 보인다.

수술 이후 재발가능성 진단 21. 재발 난소암 수술자

[환자] 여, 40대

[진찰일] 20**년 3월

[현재 진맥상황]

소양인 좌측 3지 울리한 병증, 암증 유지자. 즉, 하초의 암증이 잠재된 상태로 진행 중으로 보인다.

[양방치료상황]

내원 1년 전 자궁내막암으로 자궁 및 난소 적출 수술하였다. 2월 갑상선암의 재발 수술자로 항암예방약의 양약 섭취 이후 체중이 54kg에서 65kg으로 10kg 증가하였다. 원래 그 약의 부작용 중 하나가 체중 증가이다.

[현재 증상]

다이어트 상담치료차 내원

[예후]

1. 암의 발현상태에 따라 예후가 좌우된다.

2. 환자는 다이어트만 원하고 양방에서 수술했는데, 치료는 끝난 것으로 오해하고 있다. 재발된 상황을 보아도 잠재암증이 확연하게 존재했기 때문인데 환자 및 보호자가 질병(암)에 관한 인식이 부족하다.

3. 예후 불량이 우려된다. 환자는 의사의 치료, 수술에만 의지하고 자신의 병증에 대해서 두려운 나머지 알려고 하지 않는다.

* 그런데 치료 2개월이 지나서야 현대 양방병원에서도 갑상선 주
  변에 암의 존재를 파악하였고 재진을 통해서 수술 여부를 결정
  한다고 한다. 아직 암증은 유지 중이다.

수술 이후 재발가능성 진단 22. 전립선암 수술자

[환자] 남, 60대

[진찰일] 20**년 **월

[내원경유] 최근 전립선암 수술을 하고 왔다.

[진맥상황]

소양인 토음인 체질맥, 좌측의 맥상은 강침안 시 1, 3지가 촉지 되는데, 3지가 유활하여 안정된 상태로 병사(病邪)가 없다. 그런데 우측의 2지가 실현하면서 껄끄러운 병사가 존재, 실증의 병사로 암증(癌症)을 의미한다. 이는 비장 및 위의 암증으로 추정된다.

전립선 상태는 수술이 잘되어 재발 걱정은 하지 않아도 되겠다고 하니 양방 담당의사도 수술이 깨끗하여 재검진 없이 일체 걱정 없이 지내도 된다고 하였다 한다. 지인이 평소 신뢰가 두터워서 현재 비위의 병증 상태에 대해서 설명하고 치료를 권유하였다, 사진(寫眞) 동조 검사상에서 비장, 췌장, 위장에서 모두 양성반응이었다.

◇ 한의학의 진단

1. 어떻게 전립선의 병증이 없음을 알았는지?

전립선 병증은 강침안 시 3지의 병증상태로 맥상으로 감지해 보니 좌 · 우맥에서 어떤 병증맥을 찾을 수 없다.

2. 비위가 암증 그리고 실증에 의함을 어떻게 아나?

비위맥은 우측 2지에서 촉지한다. 원래 토음, 토양에서 우측 2지가 강침안 시 촉지되나 좌측에 비해서 과하게 현실(弦實)하고 맥의 표중

(表中)의 상태가 훼손된 것으로 보아 그 장기가 궤양성, 암성 상태임을 추정할 수 있다.

3. 토음체질임을 어떻게 아나?

형제가 토음체질이라서 1차 생각을 가졌고 토음인의 특징적인 인상이 있다. 수만 명 중에서 십여 명 정도로 적은데, 그 가족이 탁월한 장수자 맥상으로 토음체질의 집안이다.

건강한 토음인의 특징은 온화(溫和)한 기운이 태음인, 목양 목음과 다른데, 목양의 강성함, 목음의 침울함이 없이 온화 그 자체로 보인다. 또 얼굴 몸매에 습기(濕氣)를 간직한 상태이다. 다른 특징은 성격이 원만하고 능력이 있어 노력하면 잘할 수 있음에도 불구하고 적극적으로 활동하지 않고 세상에 대해서 다소 방관자처럼 '나는 일 잘 못해요' 하면서 뒤에서 관조하는 성향을 갖는 독특한 특징도 존재한다.

* 이후 치료로 비위병증은 소실되었는데, 2개월이 지나서 보니 전립선의 기운은 강해자고 있다.

5. 말기자의 생명력 진단

말기상태란 한 장기의 생명력이 절(絶)해가는 과정이며, 현 의학으로 치료불가능한 상태이다. 치유가 불가능하기에 생명유지가 최선의 방법이다. 환자나 보호자는 이런 상황에 대한 정확한 인식이 필요한데, 왜냐하면 말기 암에서도 완치되지 않을까 하여 남은 생명력의 보존 없이 강력히 암을 제거하는 치료를 하게 되면 생명 유지를 돕기는커녕 암의 악화를 촉진하고 남은 생명력마저 단축시키는 결과를 초래할 수 있기 때문이다.

말기의 상태는 맥진상 좌·우맥 모두가 병세(病勢)가 확연하고 병변(病變) 또한 확연하다. 또 어떤 한 장기의 맥만 훼손된 것이 아니라 두세 곳 이상이 병변으로 훼손되어 있다. 대체로 생존기간과 회복가능성은 환자의 생명력에 의해서 좌우되는데 맥은 이를 나타내준다. 말기의 상태에서 중요한 것은 좌·우맥 중 하나의 맥이 삽울하거나 미약(微弱)한 상태를 지나 절맥(絶脈)에 이르는지 아닌지이다. 좌·우맥이 유근(有根)하여 근저(根底)를 유지한다면 장기생존이 가능하고, 미약한 기운으로 유지하면 위중한 상태이다. 어느 한쪽이 미약함을 지나 욕절(欲絶)할 상태라면 더욱이 위독하고 그 상태를 지나서 한쪽 맥이 절(絶)하여 있다면 곧 운명에 처할 위치에 있다.

치료는 생명력을 유지, 증진시키는 방향으로 방법을 선택하여야 한다. 만약 미약(微弱)한 생명력일 때, 위해한 치료를 가하면 욕절(欲絶)하여 위독해지니 풍전등화(風前燈火)와 같은 상태가 되고 만다. 이

럴 때 환자 입장에서 참으로 억울하고 딱한 상황은 말기 암의 상황에
서 곧잘 일어나는데 언제쯤 해소될지 모를 일이다.

말기 암환자의 생명력 진단 1. 간·위암 말기의 환자

[환자] 남, 50대

[진찰일] 200*년 04월

[내원경유]

간에서 위로 전이 말기진단을 받고 양방치료로 불가하여 한방치료의 가능성을 보기 위해 내원하여 입원 치료하였다.

[본인의 진찰상황]

1. 위암 말기의 환자들은 일반적으로 위 안에 암으로 가득차서 식사를 거의 못하는데 이 환자는 의사들이 이해할 수 없는 정도로 식사도 왕성하고 등산을 할 정도로 의지도 강하였다. 그리고 이미 병이 위중하여 치유가 불가능한 상태였다.

2. 자각 증상의 가벼움은 건강관리를 잘했다고 보일 수도 있으나 태음인체질상 그런 것이고, 오랫동안 누적된 스트레스가 병을 만들어왔다. 양측맥이 부실(不實)하지만 관리를 잘하면 3, 4년 생존이 가능하다고 본원의 도움을 받기를 권유하였다.

[양방병원의 치료결과]

1. 하지만 환자는 이내 곧 퇴원하였고 양방치료를 받았다.

2. 예측대로 양방치료 6개월 만에 환자는 운명하였다. 그 뒤 보호자가 와서 '그때 왜 완치를 보장하지 않았는가?'라고 묻는다. 참으로 답답한 현실이다.

[의사의 책임]

　암은 치료에 따른 결과와 예후가 다르기에 신중해야 한다. 위의 사례와 같이 가능한 길을 제시함에도 불구하고, 다른 선택을 하는 환자를 보면 그저 안타깝다. 환자의 무지보다 의료인의 책임이 크다. 환자의 생명을 존중하고 우선시하는 방법을 안내하는 것이 의료인의 몫이 아닌가? 불행은 여기에 있다.

말기 암환자의 생명력 진단 2. 직장암 수술 이후 간의 전이 말기

[환자] 여, 50대

[진찰일] 201*년 *월

[양방치료상황 및 현재 증상]

1. 내원 2년 전 치질수술 중에 대장암을 발견하여 수술로 제거, 치료하였다. 그리고 1년 뒤 간(肝)의 전이가 확인되어 수술 후 항암시술을 하였다. 그럼에도 임파선 전이가 발견되어 다시 항암치료를 시술 중이다.

2. 기력이 땅 끝으로 떨어져 부진하고 아무것도 할 수 없는 상태였다.

[초진 시 진맥상황]

좌·우맥이 미약하여 위중함을 말해준다. 체질은 소음인 수양2형

[초진 시 예후]

어려운 상태였는데 1주일간 치료로 기적처럼 맥이 살아났다.

[본원의 선택 동기]

치료를 시작한 사유는 이렇다. 소개자가 보건의료인이고 대체치료를 찾을 수밖에 없는 상황(1년 사이 1, 2차 전이를 양방에서 예측하지 못하고 현재 몸을 가눌 힘조차 없었음)에 놓였다. 진맥하고 '기력이 훼손, 탈진되어 손 하나 까딱할 힘조차 없을 것이다'고 말했더니 환자는 불문진단으로 자신 상태를 알아주니 이후 치료에 응하는 계기가 되었다.

[과정과 예후]

환자는 10여 일 외래 치료로 환자 스스로 느끼기에도 크게 개선되었으나 양방에서 재차 항암치료를 받았고, 이후 다시 내원하여 치료를 시작하였다. 환자는 이제 항암요법 대신 본원치료를 받는다면 환자는 수년간 생존이 가능할 것으로 보인다.

말기 암환자의 생명력 진단 3. 유방암 4기자 대체요법 중

[환자] 여, 40대

[진찰일] 201*년 4월

[양방 및 대체치료상황]

　내원 1년 전 4월에 유방에 이상을 감지하고 병원 검사를 받았는데 정상(正常)이라고 판정을 받았다. 그런데 7월에 다시 멍울처럼 잡히고 느낌이 좋지 않아 재검진을 하니 유방암(乳房癌) 그것도 4기라는 충격의 진단을 받아 양방치료가 불가하여 보완 대체요법을 하고 있다. 대체요법의원의 치료를 받았고 건강기능식품을 복용하기를 3개월, 이후 자가 요법 중이다.

[환자증상]

　별다른 자각적인 증후를 표현하지 않았다.

[현재 진맥상황]

1. 소음인 수양체질
2. 좌·우맥 침안 시 좌·우 3지의 세삽울증하고 미약한 기운까지 감지된다. 즉, 하초의 난소부근에서 기시한 병증이고 생명력이 미약하여 지금 상태로는 장기적인 생존은 어려울 수 있다.

[예후]

1. 생명력이 미약하고 병중하여 예후가 불량하다.
2. 생명연장을 위한 치료가 필요하다. 자가 관리 암 치료로 환자는 자신의 몸이 좋아졌다고 하나 실제는 반대였다. 어느 날 갑자기

악화되어 병원에서 운명하였다는 사례들이 바로 이 환자와 같은 상태에 있다가 발현하는 것으로 보인다.

3. 환자는 치료에 대해서 강한 욕심 없이 그저 상담만 받고 다녀갔다.

말기 암환자의 생명력 진단 4. 유방암 말기 암 진단을 받고 현재 생존 중(7년째)

[환자] 여, 50대

[내원일]

초진은 2009년 2월. 2010년은 1월부터 7월까지 치료, 그리고 2011년 4월 다시 내원하여 재진찰하였다.

[양방치료상황]

1. 7년 전, 2004년 유방암 말기의 진단과 함께 수술, 항암, 방사선 등 어떤 치료를 할 수 없는 상태라서 그때부터 스스로 살 길을 찾아왔다. 자가 요법을 시행, 처음에는 일본으로 건너가 대증치료도 해보고 4~5년 전부터는 순수 자가 관리 중이다.

2. 2010년에는 심각한 상태라서 양방병원의 치료를 권유해 보았으나 암 전문 병원에 가보았지만 의사들이 당황스럽게 보는 눈빛이 싫고 어떤 치료도 할 수 없어 병원에는 가지 않는다고 하였다.

[현재의 증상]

2010년 7월경 진찰 시 유방이 다소 볼록하게 있는 상태에서 부위의 70~80%가 괴저, 궤양 상태로 되어 농이 나와 있었다. 2011년 4월 이후 8월 현재, 양쪽 유방의 전체가 괴사되어 함몰, 딱지가 가피를 형성하여 변색되었고 볼록한 기운이 소실되는 것처럼 보인다. 사이사이 어떤 부위에는 농이 나와 고름 썩는 냄새가 심하여 지난해 7월 이후부터 본원 및 타 병원(뜸 치료)도 다니지 않았다가 지금도 상황은 마찬가지인데 비교적 나아져서 다시 내원하였다고 한다.

집에서 기거하면서 소독하고 대체요법사가 준 가루약으로 주변조
직에 바르면 좀 나은 듯하여 그리하고 있고, 현미(玄米) 식이와 1시간
요가 운동, 걷기를 하며 지내고 있다.

[진맥상황]

1. 태음인 목양체질

2. 좌·우맥이 약(弱)하지만 강침안 시(强沈按時) 유근(有根)하게 다
   소 유지 중이다.

맥은 오히려 작년 7월경보다 유근(有根)함이 더 낫다. 지난 과정에
서 거의 미약(微弱)하여 절(絶)하려는 듯한 위독한 상태가 나타나기를 반
복하였다. 즉, 환자는 회복되는 생명의 힘을 어느 정도 가지고 있었다.
이러한 분은 1/1000, 1/10000의 정도에 해당하는 극히 드문 경우이다.

◇ 이 환자에서 한의학적 진단과 치료 가치

1. 환자 자신의 의지로 생명을 유지하여 한방진단을 특별히 필요로
   하지 않는다.

2. 이렇게 강인한 생명력을 소유한 환자를 통해서 다른 환자들의
   장기 생존가능성을 예측할 수 있고, 의학적 치료의 한계와 의학
   이 바로 해야 할 바가 무엇인지 분명히 깨닫게 해준다.

3. 여러 태음인 환자에서 확인할 수 있는 것처럼 태음인 체질은 그
   어떤 체질보다 생명유지의 능력이 우수하다. 태음인 암환자들은
   이를 늘 보여준다. 아마도 이러한 이유 때문에 과거 조선시대와
   같은 곤란하고 어려운 생활 속에서도 태음인이 전체 체질의
   50%를 차지할 수 있었지 않았나 하는 생각이 든다.

말기 암환자의 생명력 진단 5. 위암 말기 환자

[환자] 남, 40대

[진찰일] 201*년 4월

[양방치료상황]

내원 2년 전 6월 건강검진상으로는 양호하고 역류성위염이 가볍게 있었지만 치료할 정도는 아니었다. 그런데 그해 7월, 몸이 약간 좋지 않아 종합병원의 검사를 받던 중 뒤늦게 위암(胃癌) 진단을 받았다. 수술하기 어려운 상태라서 서울 **병원에서 15회 항암치료를 실시, 내원 전인 2월까지 마지막 항암요법을 하였다.

[현재 증상]

1. 소화불량, 착잡한 위의 상태
2. 항암치료 중 설사를 빈번하게 함
3. 체중 감소(82kg→59kg)
4. 일반식 중, 집에서 요양 중

[현재 진맥상황]

1. 좌측 척맥이 미약(微弱)하고 욕절(欲絶)하여 위독한 상태이며 부정적인 결과가 예측되고 희망이 적음이 암시된다.
2. 소음인 수양체질
3. 맥진상과 다르게 복진상 위(胃)의 적(積)은 촉지되지 않아 위벽 전체를 싸고 있고 위 및 장내 복막에 전이된 상태로 추정된다. 진맥상 예후는 불량하다.

◇ 참고

1. 환자와 보호자에게 현실을 보다 분명히 인식시키고자 다른 사례를 들어서 위독한 상태이니 다른 치료법이 없음을 간접적으로 알렸다. 향후 차도가 있으면 장기 생존의 모색이 최선임을 인지시켰다.

2. 환자는 더 이상 항암치료가 힘들다고 호소하였으나 조금 나아지면 항암치료를 다시 받을 생각이 있었다. 부인은 위독한 상태를 차마 남편에게 직접 말하지 못하고 있었다. 남편은 자신의 상태를 알면서도 인정하지 않는 것처럼 보인다고 했다. 대학병원의 의사는 환자에게 항암요법의 의미가 없어서 굳이 권하지 않았으나 환자가 원하여 실시하고 있다.

3. 병의 원인은 무엇이었을까? 환자는 자각하지 못하고 있었는데 노조활동을 하면서 과식하는 경향이 있었고 식탐(食貪)이 많았다. 술자리하고 늦게 집에 와서도 자기 전에 꼭 식사를 하고 잤다. 그 결과 체중이 82kg까지 증가되었다고 한다.

◇ 말기상태가 오래 지속되었기에 조기진단이 가능할 수도 있었을 것이다. 현재 암은 위의 내벽 안쪽부터 전체가 전이, 발현된 상태로서 2년 전 내시경에 보였던 염증은 암증의 진행과정에서 나타난 작은 흔적이거나 염증과 함께 동반된 상태로 추측이 된다. 이는 과거 내원자로 위염, 위궤양상태로 오진되었던 위암 말기 환자 진료경험을 상기시킨다.

말기 암환자의 생명력 진단 6. 담도암 말기, 불치의 상태

[환자] 남, 60대

[진찰일] 201*년 **월

[내원경유]

담도암 말기진단을 받고 항암요법 시행 중 간수치가 너무 높아서 환자가 양방의 항암요법을 견디지 못해 한방치료를 받고자 내원하였다.

[진찰상황]

1. 진맥상 좌측 강침안 시까지 3지 유약한 기운이 그나마 유지되고 있어 안정된 기운을 가질 것으로 보았다. 오늘 컨디션이 어떤가 물으니 보통이라고 했다. 그러나 최상인 상태로 보인다고 환자 및 가족에게 설명을 드리고 20분 이상 현재 상태의 중함과 치료의 중요성을 논하였다. 그러다 침 시술을 하러 눕혀 보니 맥이 부실한 상태가 역력했다. 복진상 적취가 좌측 상복부까지 확연하고 복수도 마찬가지인 전체 상태를 보아 예후가 불안하였다. 어려운 상태라서 약은 하루분만 처방하였고 체질 침 시술을 하였다.

2. 다음날 환자의 의지가 강하여 하루치 약을 복용하였다. 환자가 어제 침 시술이 다소 부대끼는 느낌이 있었다고 하였으나 그것은 침 시술 때문이 아니라 병 상태가 그리해서라는 것을 알 수 있었다. 진맥하여 보니 미약(微弱)한 좌우 기운이 있는 위독(危篤)한 상태였다. 보호자에게 정말 미안하다고 하며 내가 치료할 수 없다고 하였다.

◇ 참고

1. 맥진(脈診)으로 담도암 유무가 진단되는가?

이 경우는 불가능하다. 마지막 상태에 이르면 무맥(無脈)으로 되어 버리기에 맥상으로 어떤 부위의 암인지 나타나지 않으며 위중한 상태, 망양말증만 나타나 보인다.

2. 환자는 불과 1개월 전에 말기상태의 암을 진단받았다. 환자는 왜 말기 불치 상태에 이르기까지 자각적인 증상으로 몰랐을까? 얼마 남지 않은 상태인데 진단이 늦어진 이유는 환자는 스스로 건강하려고 노력했기 때문이다. 운동하고 술도 잘 마시지 않고 몸을 관리하는 분이기 때문에 병중한 느낌을 수년간 느끼지 못하고 지냈다. 이러한 경우가 임상에서 보면 드물지 않게 존재한다. 또한 췌장, 담, 간, 신장 혹 폐 부위는 말기에 이르기까지 증상이 뚜렷하지 않고 잘 보이지 않는 경향이 있다. 적어도 5년 이상 된 진행된 암 상태였는데도 불구하고 직장인으로 매년 정기적인 검진을 해왔지만 진단되지 않았다. 복부의 적(積)의 크기와 상태로 보아 암이 진행된 지 수년이 지나고도 남았겠다.

3. 보호자 앞에서 눈물을 흘릴 수 없었다. 암은 생사를 다루는데 말기 불치 이전에 다스려야 한다. 가능한 미연에 그리고 1기 전후의 초기에 발견되어야 쉽게 완치가 된다.

말기 암환자의 생명력 진단 7. 간암 말기, 불치의 상태

[환자] 남, 40대

[진찰일] 201*년 **월

[양방치료상황]

6개월 전 간암 말기상태로 진단. 이후 섭생관리 중 최근 2개월 시한부 판정을 받고 타 병원으로 입원하러 가던 중 119차를 타고 침대에 누워서 내원하였다.

[현재 진맥상황]

1. 소음인 수양체질맥. 침증 추정 수양1+폐사방
2. 가성상태로 좌·우맥이 강침안 시 강실(實)하게 유지 나타나며 환자가 비타협적이고 인정하지 않고 있는 상태

[보호자에게 조언]

현재 기운은 가장 좋은 상태로 추정되며 이 상태로 1주일 동안 유지되면 장기생존이 가능하나 현재 1회 진찰로 보아서는 최소 2개월 시한부 상태는 아니라고 알렸다.

[재진]

초진 15일 뒤에 다시 내원하여 재진찰받았다. 환자의 상태는 좌·우맥이 유근하며 흔들거리고 세약하고 삽울한 기운이었다.

1. 난치 불치성으로 치유가 불가능하다.
2. 침증은 수양1+폐사대장사방으로 위중상태.

[기타]

1주일간 한방치료로 차도가 있다면 생명의 연장이 가능하니 그리 하도록 권유하였으나 보호자는 따르지 않았다.

* 결과: 위의 진료가 본원의 마지막 진료였고 어떤 치료와 요양을 받았는지 모르지만 내원 4개월이 지나 운명하였다. 유전과 생활 부조화에 따른 병발로 말기여서 이는 어쩔 수 없는 상황이었다.

말기 암환자의 생명력 진단 8. 위암3기 수술 이후 항암요법 중 말기 불치 상태

[환자] 여, 30대

[진찰일] 201*년 3월

[양방치료상황]

내원 1년 전 4월경 위암 3기로 진단받았다. 평소 자주 체하는 증후가 있고 간혹 토했는데 토하는 것이 빈번해져 병원 검사를 받았더니 그러한 결과가 나왔다. 이후 수술하고 항암, 방사선 치료를 실시하였다.

[현재 증상]

1. 거의 먹지 못하는데 하루 2수저 정도 죽이나 미음도 먹기 어렵다. 물만 먹고도 구토하는 등 불량(1, 2개월째).
2. 현재 수액으로 연명 중.
3. 대변은 1주일 못 봄.
* 현재 상태: 복막 전이되어 위 및 장의 벽이 붙어가는 상태

[현재 진맥상황]

1. 소음인 수음 체질맥상 세울삽한데 2, 3회 내원하여 보니 위중한 상태이다. 우측 맥은 유근하고 좌측 맥은 미약하여 어느 정도 생존이 가능하나 예후는 불투명하다.

[기타]

1. 보호자 남편에게 사실을 알림
2. 환자가 먼저 전화로 상담할 때 목소리가 신선하고 맑아서 환자

가 말하는 치료상황이 의심될 정도였다. 자식을 위해서 어떻게
든 살아야 한다는 환자의 마음이 가슴 아프게 전달되어 왔다.

3. 환자는 4일간 내원하면서 기적처럼 맥의 기운이 충실해졌고, 산
   책도 하고 온다며 밝고 환한 생기 있는 모습이었다. 복부의 협착
   상태가 심각한 상태가 아니라면 기적도 가능할 수 있는 환자의
   의식과 생활자세이다. 그래서 더욱 안타까웠다. 환자가 말하길
   '3개월 전(항암요법 중)에는 암 치유가 될 것이라고 기대하고 희
   망으로 살았는데 지금은 어려우니' 이러한 사례가 다시 일어나
   지 않으면 얼마나 좋겠는가. 만약 통합적인 암 치료를 하였다면
   이러한 항암요법의 부작용이나 후유증 상태를 미리 예측하여 조
   치를 취할 수 있었을 것이다.

◇ 지나가는 이야기: 위암 3기가 지났는데 수술 이후 완치되었다?
어느 날, 한 여성분의 전화가 왔다. 어머님이 2009년 위암 3기를 지
나 말기쯤 되어 수술을 하였는데 최근까지 소화 장애로 고생하여 한
약 복용해도 되는지 물었다. 환자는 어머니가 수술을 통해 완치되었
다고 믿고 있었다. 위암 3기를 지난 상태에서 수술하여 완치되면 얼
마나 좋겠는가.

말기 암환자의 생명력 진단 9. 폐암 말기의 환자

[환자] 여, 50대

[진찰일] 201*년 *월

[양방치료상황]

평소 자주 만성적인 기침이 있었다. 암의 진행을 몰랐고 내원 1년 전 6월 기침으로 목이 쉬어서 대학병원 검사상 폐암(肺癌)의 말기(末期) 진단을 받고 1차 항암치료 이후 항암제 복용 중이다.

[현재 증상]

1. 1개월 전부터 어둔해지고 인지 능력이 현저히 떨어져 검사하여 보니 뇌신경장애였다. 양방진단상 중풍은 아니라고 하나 원인을 알 수 없는 중추신경장애를 앓고 있었다.
2. 증상을 호소하지 못한다. 행동제약도 있다.

[현재 진맥상황]

1. 소양인 토양맥진(1/2형은 불명)
2. 좌·우맥에 미약하고 삽울한 상태로 보아 말기 불치로 보이나 재차 보니 유근(有根)함이 느껴진다.

[예후]

보호자에게 적절한 관리를 한다면 2~3년 생존이 가능함을 알렸다. 자식에게 삶과 죽음을 논하면서 어찌할 수 없는 상태라고 알렸다. 암환자가 암으로 죽으면 행운이라는 말도 하였다. 암 치료의 부작용과 후유증으로 몸이 훼손되어 그로 인해서 생명이 위독해지는 상황이 늘 반복되는데 인류는 언제까지 이를 계속할 것인가.

말기 암환자의 생명력 진단 10. 중격동의 악성암 수술(05년) 이후 투병 중

[환자] 남, 50대

[진찰일] 201*년 1월 / 초진은 6개월 전 7월 본원치료경험자

[양방치료의 과거 상황]

초진 당시 기록을 보면

1. 사업하던 분으로 사업 관계의 배신과 과로 등으로 인해서 병발한 상태로 2005년 진단되어 중격동 종양수술과 항암치료제 1년째 복용, 방사선 35회 실시하였다.

2. 내원하여 말하길 양방병원에서 악화되었다고 3개월 전 진단, 앞으로 9월부터 항암요법이 예약되어 있다고 한다. 그리고 최근 2개월 전부터 1주일에. 1회 수혈을 받고 있다.

3. 축농증이 심하고 기력부진, 입맛이 없고 눈이 피로하고 생활하기 힘들다.

* 당시 진맥소견은 다음과 같이 기록: 수양체질 우측 세삽부정불순, 좌측 세삽하나 유근하여 아직 생명유지는 양호하다.

[작년 이후 현재까지 상황 및 상태, 증상]

1. 병원에 실시 예정인 항암치료는 강권하지도 않고 의미가 없다고 하여 하지 않았고 수혈만 2주 1회 정도 받고 진통제, 소화제를 복용하다고 한다.

2. 현 상태는 폐(肺)를 다 둘러싸고 암증이 존재한다.

3. 양방병원에서 가능성이 없어 방사선치료를 할 의미가 없다고 하

였으나 지금 와서 해보고 싶다면 해보라는 식으로 권유한 상태
라 마음을 상하였다고 한다.

4. 주증으로는 현훈, 걷기 힘든 상태의 무기력, 허탈, 빈혈상태, 식
욕부진이 심하여 잘 먹지 못하고 소화도 되지 않은 상태라 한다.
현재까지 수혈 중이며 여기(본원)가 마지막이라 생각하고 다시
왔다고 한다.

[현재 진맥상황]

아직 좌·우맥이 유근하여 장기간 생존가능하다. 하지만 증후와
환자의 주관적인 상태는 좋지 않다.

[예후]

환자는 스스로 포기하려는 마음도 깊은데 안타깝다. 아직 생기 유
여하여 어떤 보살핌과 치료를 받느냐에 따라 장기생존 여부가 결정
될 것 같다.

◇ 이 환자에서 한의학적 진단과 치료 가치

환자는 분명 생명유지가 가능한 상태인데 병원 진단만 믿고 삶을
포기하려는 마음자세에서 벗어나지 못하고 있다. 한의학적 진단을 바
탕으로 환자 상담을 반복하여 환자 스스로의 의지를 얻을 수 있기를
기대해 본다. 환자의 안정된 생활자세가 치료보다 더 중요한 상황이
고, 치료 여부를 떠나서 환자 상태가 좋아야 생명유지가 가능하기 때
문이다.

◇ 참고: 본인의 한의학적 암증 진단의 분명한 한계

현재 어떤 암환자가 내원하더라도 진찰하는 데는 별 다른 어려움이 없다. 실례로 119구급차에 실려 한 발짝도 움직이지 못하는 상황에서도, 진맥을 통해서 현재의 환자 상태와 예후에 대한 보다 분명한 소견을 논하기도 했는데, 그렇다고 하여 진찰능력이 완벽한 것은 아니다. 10여 년간 본인의 암환자 진료 경험을 살펴본바, 몇 사례에서 오류 및 한계를 뚜렷하게 보인 경우가 있었다. 암의 유무와 소멸 상태 및 병증의 깊이에서 오진을 한 경우이다. 암환자만 보면 천여 명에 이를 것으로 추정되는 환자 진료에서 오진의 경우는 몇 사례에 지나지 않지만 분명 그렇다. 예를 들어 암 1기 치료 중 완치되었다고 여겨졌으나 실제는 남아 있었던 사례나 암의 진행과정에서도 암의 상태를 모르고 있었다. 이는 나의 진료능력의 한계라고 하겠다. 그러한 한계가 왜 나왔는지, 한의학의 진단 연구자를 위해서 논하면 다음과 같다.

1. 일부 국소적인 암의 상태에서 맥진상 혹은 기측정, 오링테스트상 일체의 반응이 나타나지 않은 경우가 있다.

   장부(臟腑)의 암인 경우, 국소 암 상태라고 대부분 맥진 등의 진단에서 반응하며 나타나지만 그 가운데에는 음폐, 엄폐하는 것처럼 일체의 진단검사로도 나타나지 않은 숨은 암이 있곤 한다. 물론 언제까지나 혹은 매번 늘 그렇지는 않지만, 그런 경향성을 갖는 암증이 있다.

2. 장부(臟腑), 혈액(血液)의 암이 아닌 경우에는 맥진 등 한의학적인 방법으로 진단되기 어렵다.

예를 들어서 갑상선암, 인후부의 암의 경우인데 그 부위만 암이 있는 경우에는 상초의 1지에서 부안시(浮按時)의 병맥으로 나올 수도 있지만 그렇게 확연하게 나오지 않을 수도 있다. 특히 매우 드물지만, 장부의 병증이 없고 건강한 상태를 유지하는 가운데 발생한 사지(四肢) 및 상부(上部)의 국소암은 그렇다.

3. 체질이나 기질적인 성향상 암증이 겉으로 발현되지 않은 경우도 있다.

한의학적인 진단인 맥진이나 대체측정이라 할 수 있는 기측정, 오링테스트 등을 통해서도 진단 및 측정이 되지 않는 암증이 존재한다. 이는 양방 현대진단의 사례에서 보듯, 말기에 이르기까지 현대 의료기기로 나타나지 않은 암증이 존재하고, 최근 사례에서도 나타나듯 암 말기인 상태인데 2기전후로 여기고 수술해서야 확인된 경우를 보더라도, 내시경과 방사선과의 검사에서도 나오지 않은 암증이 존재하는 것과 일맥상통한다. 이는 암증 그 자체라기보다 그런 암증을 만들어내는 그 주체의 체질적인 혹은 기질적인 성향과 연관되어 나타나는 것으로 여겨진다. 예로 태음인의 강직하고 인내하며 포용하는 성향이 암을 자기화시켜 동고동락하는 경향을 갖기에 말기에 이르기까지 별다른 증후와 증상 없이 지내는 경향과 유사하다.

4. 말기의 말증 혹은 재발되어 전신암 상태, 방사선이나 항암치료로 내장기운이 훼손되어 있는 경우에는 한의 진단으로 분명한 병소상태를 분별하기 어려울 수 있다.

말기상태 중 마지막 불치의 상태인 말증(末症)에 이르면 본맥과 체질맥이 소실(消失)되며 장부(臟腑)의 병소 맥상은 사라지기까지 한다. 불치의 상태는 판별되고 생존기간이나 예후는 가름할 수는 있지만, 어떤 암증이 시기하여 어떻게 전변되었는지 측정이 불가능할 수도 있다. 또한 재발되거나 방사선이나 항암요법 등의 부작용으로 훼손되면 그 훼손된 만큼 본맥이 훼손되거나 파괴되어 나타나는 경향으로 인해서 국소적인 병소 암증의 부위가 분명하지 않게 나오는 경우가 있다.

이러한 한계와 오류를 극복하기 위해서는 더욱 더 많은 경험을 필요로 하지만, 지난 14년간의 암증 진단 경험을 통해서 볼 때, 한의학적 진단영역으로도 다소 불가능한 영역이 존재할 수 있음을 고백한다.

암환자의 한의학 치료사례

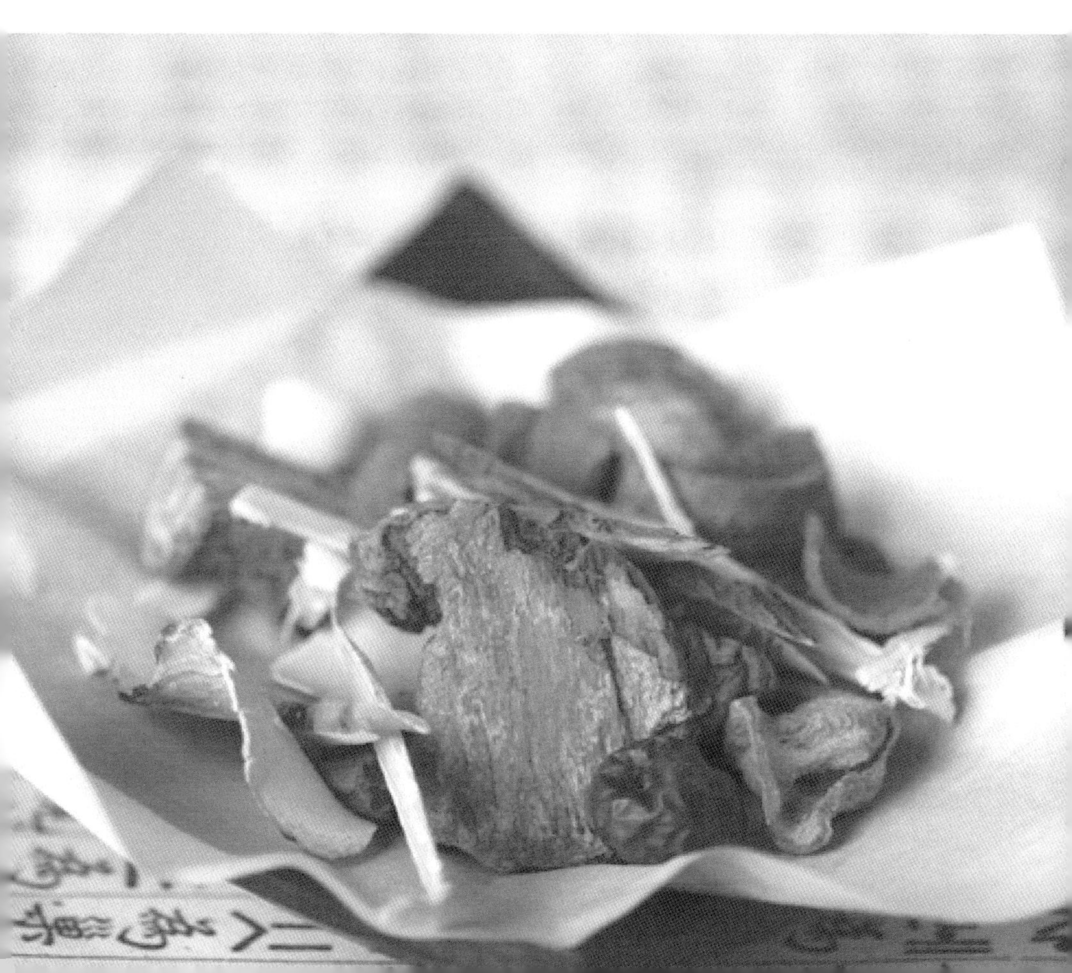

암환자의 한의학 치료사례

　어떻게 한약과 침 시술로 암이 치유될까? 본원의 치유된 경험자를 직접 알고 있거나 치유사례를 보고도 의심하는 분이 적지 않다. 현대의학의 암 치료가 발달된 것 같지만, 치료성과가 높다고 할 수 없고 또 그 진단에서도 한계가 존재한다. 그럼에도 사람들은 양방의학에 대한 절대적인 신뢰를 한다. 그 이유는 오늘날 현대의학이 주도적인 의학으로 존재하고 '과학=의학'으로 여기며, 한의학은 그에 비해서 비과학적인 요소가 많아 치료성과가 낮을 것이라고 생각하기 때문일 것이다. 오히려 한약이 암 치료에 방해가 된다고 생각하기까지 한다. 여기서 깊이 논할 수는 없으나 한의학적인 방법으로 암을 진단하고 치료할 수 있다는 것을 분명히 알았으면 한다. 분명 한계가 존재하나 그 한계 안에서는 보다 정확하고 세밀하며 또한 좋은 치료성과를 가져온다.

　현대의학의 암 연구가 2백~3백 년 되었다면 동양의학의 암 치료는 문헌상 3천 년의 역사를 지닌다. 근대에 이르기까지 동양의학의 치료 성과를 평가하기는 어렵지만, 나름대로 암증을 진단하고 치료하여 왔다.

　[암이 아닌 다른 질환에서 한약과 침 시술로 얼마나 효과적인 치료성과를 볼 수 있을까? 이런 의문은 본원의 홈피(http:// www.greenmed.kr/)

의 <치료사례> 게시판이나 출판예정인『난치성 질환 한방치료 100』
을 살펴보길 바란다.]

암은 생사를 다루는 질환이다. 새삼스럽게 다시 언급하는 것은 치료에서 생사를 다루는 질환임에도 불구하고 자신한 바가 있기 때문에 암환자를 진료하고 있다. 만약 진단이 미흡하고 치료성과가 분명하지 않다면 치료하지 않을 것이다. 오히려 뛰어난 의료기술이 있다면 그곳에 환자를 안내하는 것이 도리일 것이다. 모든 환자는 아니지만, 한의학의 암 치료가 효과적일 때가 있고 필요에 따라 한의학 치료를 권유하거나 주장한다. 이 책의 내용은 어느 정도 이를 뒷받침할 수 있다고 본다. 암의 치유는 쉽지 않음을 분명히 각인하고 만약 한의학의 치료를 받는다면 정성된 마음과 자세로 치료에 임하기 바라는 마음이다.

한의학의 암 치료는 어떻게 하나?

암의 한방치료는 주로 침(鍼)과 한약(漢藥)인데, 체질침 경험방과 체질 처방 가미방으로 구성된다. 1998년 기 측정 이후 2000년 맥진의 진단에 이르기까지 많은 환자의 진료과정에서 얻어진 병증의 단계에 따른 침과 한약처방을 파악하여 이를 사용한다. 즉, 사람의 건강상태와 정도에 따라 침과 약 처방이 구성되어 있음을 발견하였고 그 경험은 이제 10년을 넘어서 누적된 환자만 수만 명에 이른다. 그러므로 진행, 유지, 악화, 호전 등의 상태와 치료의 예후를 예측할 수 있다. 그리고 여러 요법의 허실을 구체적으로 보게 되었다. 몸의 건강은 거짓이 없다. 어떤 건강법이든 환자의 상황과 상태에 따라 필요할 때만 사용해야 효과적이다.

암의 주된 치료의 방향은 체질별 건강단계(健康段階)의 건강증진의 치료와 연관된다. 수술로 암을 제거해도 재발될 확률이 높은데 이는 보이는 암만 제거, 치료되었기 때문이다. 간혹 어떤 암 치료는 환자를 불치사망에 이르게 하기도 한다. 암으로부터 낫고자 하면 건강상태가 순차적으로 좋아져야 된다. 몸이 좋아지지 않고 암이 낫기는 어렵다. 건강상태가 약화되면 잠재암은 더 기승을 부린다. 암이 중한 상태로 깊어지면 불치의 상태가 되는 것을 막을 수 없지만, 위독하지 않은 한 불치 상태에서도 한방치료를 받으면 건강상태는 최소한 일정한 기간 동안 유지된다. 이는 환자 상태가 어떠하든 건강상태를 증진시키는 방향으로 치료가 이루어지기 때문이다.

나을 사람은 낫는다. 이러한 경향성은 현대 양방치료와 분명한 차이가 있다. 현대의학은 건강증진보다 암 국소(局所)의 그 자체에 주안점을 둔다. 하지만 한의학의 치료는 국소를 포함한 내장 전체를 바라보고 치료한다. 내장 상태를 개선시켜 병이 낫도록 하기 때문에 급속 전이, 말기 악화 시 불치 상태라서 막을 수는 없을지 모르지만, 부작용 그 자체가 존재하지 않는다. 나을 사람은 낫게 하고 낫지 않을 상태는 생명을 유지하게 한다. 체질처방은 각 단계에 따라 처방이 있으며, 침과 약도 그러하다. 체질 약증과 침증은 병소와 병증 및 병인을 내포하기도 하고, 호전 혹은 진행 단계를 알기에 예후, 예증이 충분히 가능하다.

암은 정확한 진단과 효과적인 치료를 하느냐에 따라서, 그리고 치료에 대해서 환자와 보호자가 얼마나 신뢰하느냐에 따라서 치료의 성과에 분명한 차이를 보인다. 어떤 치료를 하든 심신의 합일된 마음으로 치료에 임해야 좋은 결과를 얻는다.

1. 양방 암 진단 이후 한방치료사례

현대의학의 양방병원에서 정밀검진을 통해 암이란 진단을 받으면 대부분은 양방병원의 치료를 선호한다. 양방병원의 치료방법으로는 수술, 항암, 방사선 치료가 있다. 여기에서 특별한 경우, 이를 거부하고 한방병원을 찾는데 그 이유는 다음과 같았다.

1) 암증이 가벼워 환자가 충분히 다른 요법(예로 한의학 치료, 자연 치료)으로 치료할 수 있다고 여긴 경우(예로 암 1, 2기)
2) 진단 이전에 본원의 암 추정진단을 받았거나 평소 본원의 치료로 신뢰가 깊은 경우
3) 지인 중에 양방병원에서 암 치료를 받았지만 결과가 좋지 않아 다소 불신하여 다른 대체요법을 찾아서 오는 경우
4) 암의 말기로 현대 양방의학으로 치료할 수 없는 경우 등이다.

이렇게 양방에서 암 진단을 받고 전적으로 한의학적 방법으로 치료하겠다며 내원하는 경우에는 다소 부담된다. 암 그 자체가 지닌 무게 때문이다. 기대하는 바대로 이루어지지 않으면 실망 및 오해를 살 수도 있기 때문이다. 그래서 보다 책임감을 느끼며 가능한 예후를 분명히 말하고 치료에 응한다. 그럼 치료의 성과는 어떠한가? 아주 특별한 경우를 제외하고 예외 없이 진찰한 예후대로 치료가 진행된다. 여기서 치료는 완치는 물론 장기생존, 생명유지, 혹은 어려운 상태로 악화지속 등 미리 예측되는 어떤 상태대로 진행됨을 의미한다.

여기서 하고 싶은 말이 있다. 오해 없이 읽어주시기 바란다. 사실

암 진단과 치료의 예후 파악이 다른 질환자보다 어렵지는 않다. 병증이 분명하고 명확하기 때문이다. 암증을 지닌 환자의 상태는 과거 유전력, 기시 부위, 발현 요인, 진행의 과정과 정도 그리고 치료가능성 및 예후가 확연히 드러난다. 물론 이는 지난 10년 이상 여러 다양한 환자의 진단과 치료과정에서 얻은 성과가 받쳐주기에 가능하다. 암은 별개의 병이 아니라 병변의 과정에서 나타나는 증후이며 암 치료도 마찬가지이다. 수많은 사람들이 암증을 가지고 수년, 혹은 10년 이상 공존하는데 암 치료를 어렵게 하는 이유는 암을 다른 질환의 상태와 완전히 별개로 보기 때문이다. 암 치료 성과가 미흡하고 인류가 하는 막대한 노력에 비해서 낫지 않는 이유 또한 마찬가지이다.

유무의 국소장기 상태만이 아니라 장부 및 인체의 생명활동을 파악하면, 치료과정에서 나타날 상황이 예측한 대로 이루어진다. 병이란 사실 있는 그대로의 모습이고 우리가 가진 하나의 창조물이다. 그 창조물이 유전, 선천적인 원인, 생활습관이나 환경의 문제, 상처와 배신, 성격과 자세의 문제 등에서 비롯되어 나타나고, 치료는 환자의 체질과 성격과 의지 및 주변여건과 환경 등에 의해서 그리고 치료법과 그에 따른 수용 정도에 따라서 성과가 나타난다.

한의학적 치료의 가능성은 한정된 내에서 치유가능성이 있고 생명을 유지하고 연속시키고 장기 생존을 유지하도록 한다. 장점은 어떤 해로움을 주지 않고 생명력을 도와주어 암을 이기거나 같이 공생하도록 하는 데 있다. 단점은 수술이 아닌 약물치료 위주라서 일정 이상 성장하고 자란 암에서는 완치될 수 없다는 것과 급성 상태에서 수액공급을 할 수 없다는 데 있다.

주의와 당부

암 치료는 누가 하는 것일까? 대부분 치료의 주도를 의사(병원)가
하므로 치료 그 자체를 의사가 하는 것으로 생각하기 쉽다. 하지만
암을 떠나서 치료를 하는 것은 환자 그 자신이다. 자신 이외에 어떤
사람이 대신하여 자신의 병, 암증을 해소할 수는 없다. 치유를 도와주
는 것이 바로 치료이며 의사이다. 그런데 드물지만 오히려 도움도 되
지 못한 경우도 있고 방해와 훼방을 줄 뿐만 아니라 악화시키기도 한
다. 어찌되었든 환자는 어느 누구에게도 자신을 대신하여 치유를 이
룰 수 없다는 사실을 크게 자각해야 한다. 기대와 의존만으로 암을
이겨내고 일어날 수 있는 고통의 악화나 불협화음을 어떻게 감당할
수 있을까?

양방진단 이후 한방치료사례 1. 자궁경부암의 치료(1)

[환자] 여, 27세

[초진일] 200*년 10월

[치료내력]

만성 중이염으로 병원을 전전하였으나 치료되지 않아 내원하여 보니 중(重)한 상태를 알리고 치료를 당부하였으나 치료 중지하였다. 이후 4개월 지나 암 진단을 받고 재차 내원하였다.

[진단 및 치료과정]

소양인(少陽人), 신허(腎虛) 및 심화(心火) 상태로 소양인 체질병증의 약물(인동등지골피탕, 십이미지황탕 등)과 토양체질병증의 침구 치료로 6개월 만에 치유되었다.

[소견]

자궁경부암은 치료효과가 긍정적이며 상대적으로 가벼운 병증으로 치료될 확신이 있었다. 치료가 늦어진 이유는 자궁경부암보다 병중(病重)한 상태로 다른 병변-중이염, 축농증-과 연관된 상태여서인데 이 모두 자궁경부암 치료 중에 같이 치유되었다.

◇ 의학적인 딜레마: 자궁상피내암의 예방 백신

최근 초·중 여학생에게 암 예방 백신이 유행이라고 한다. 아이들에게 병변이 의심되고 성생활의 문란함이 걱정이 되어 그리하는지? 또한 과연 암 백신이라는 것이 실제로 가능한 것인지도 의문이다. 제

아무리 바이러스성이라 하더라도 감염될 수 없게 몸을 관리하고 건
강을 유지한다면 발병은 없을 것이다.

양방진단 이후 한방치료사례 2. 자궁경부상피암의 치료(2)

[환자] 여, 23세

[초진일] 200*년 9월

[증상]

최근 하혈로 산부인과 진단결과, 자궁경부 상피암 초기진단을 받고 내원하였다. 평소 만성적인 냉대하증을 앓았고 어지럼증이 있다.

[진단 및 치료과정]

소양인(少陽人), 젊은 나이에 무절제한 생활로 인해서 병발한 상태로 하초의 염증적인 병변이 바이러스성으로 암화(癌化)된 상태였다. 병증은 형방지황탕가미증과 토양인 체질침증으로 치료하여 채 2개월이 되기 전에 치유되었다.

[소견]

자궁경부상피암의 전형적인 사례였다. 무절제한 생활에서 오는 바이러스성의 암증은 누구나 발생할 수 있으며 이의 치료는 그 병의 깊이만큼 어렵지 않게 단시간 내에 치유될 수도 있다는 사실을 알아야 한다. 얼마나 많은 사람들이 이처럼 암 같지 않은 병으로 고생하는지, 두려움과 걱정 그리고 어긋난 치료로 헛되이 고생하지 않았으면 하는 마음 간절하다.

양방진단 이후 한방치료사례 3. 신장(腎臟) 및 대장암(大腸癌)
추정 상태의 완치

[환자] 남, 68세

[초진일] 2003년 8월

[양방치료내력 및 결과]

혈뇨(血尿), 객담(喀痰), 기력의 급속한 감퇴 등으로 종합병원에 입원하여 진단을 받은 결과, 신장(腎臟) 및 대장암(大腸癌)으로 추정되고 폐에는 물이 차 있었는데 폐렴으로 보았다.

[본원의 진단 및 치료과정]

1. 환자의 보호자(자녀)는 종합병원에 입원 중인 아버지를 모시고 왔다. 환자는 날이 갈수록 증상이 악화, 잘 걸을 수도 먹을 수도 없는 상태가 되어 보호자가 본원을 찾았다.

2. 본원의 진찰 결과는 신장 및 대장뿐만 아니라 폐까지 전이된 상태로 보였다.

3. 본원 치료를 받아 6개월간에 걸친 과정에서 폐 및 신장의 병변은 소실되었지만, 아직 치유되지 않은 대장병변은 잔존하였다. 그런데 환자가 호전되자 치료를 스스로 중지하였다. 다만 이 환자의 회복력이 강하여 치유될 수도 있겠다고 생각하였는데, 이후 4개월이 지나 내원하여 보니 치유되어 있었다.

* 8년이 지난 2010년 10월 내원, 건강한 삶을 누리고 있다.

[소견]

초진 시 세 곳의 병변은 암증상태였지만 회복이 가능한 상태로 위중하지 않았다. 무엇보다 자연회복력이 탁월한 분이라서 완전히 치유될 수 있었다.

양방진단 이후 한방치료사례 4. 담낭 및 췌장종양(악성 추정) 치료

[환자] 남, 42세

[초진일] 2008년 4월

[양방 진단내력]

상무지구 모 병원에서 담도 및 췌장의 종양(악성추정)을 받고 대학병원에 의뢰상태에서 본원에 내원하였다.

  * 양방병원의 진단서에는 R/O pancreas tumor in tail, about 1.9*1.7cm in size와 CBD가 약 0.8cm diameter로 mild dilatation 등이 기술. 알코올성 질환으로 혈액검사상 WBC 10.43, RBC 3.56, MCV 111.2 MCH 34.8 χ - GT 658

[본원의 진단 및 치료과정]

1. 소음인체질로 췌장, 담도의 암증이 최근 급작스런 상태에서 발현된 경우로 추정된다.

2. 입원치료도 하였는데 소음인 망양중증으로 승양익기부자탕가미방과 수양체질변증처방을 사용하여, 대학병원에서 3주 이후 췌장, 4주 이후 담도의 종괴가 소실되었다는 의사의 진단을 받았다.

[소견]

1. 병소의 병증은 소실되었지만 잔존하는 미발현 암증이 유지되어 보였다. 그래서 암 소실 이후 4개월이 지난 8월까지 치료를 하여 근치하였다.

2. 알코올성 및 급발성 상태로 진행 중 적시에 치료하여 짧은 시일

내에 소실되었다. 하지만 암증(癌症)의 치료는 일반적인 사례와
마찬가지로 4개월 이상 치료가 필요하였다.

양방진단 이후 한방치료사례 5. 위암(胃癌) 2, 3기 장기 치료 환자

[환자] 여, 70세

[초진일] 2005년 5월~2008년까지 치료 관리, 2009년 자가 관리

[치료내력] 없음

위암 진단(2, 3기 추정)을 받고 자연치유 차 내원하였다. 내원 사유는 자녀 한 분이 시아버지의 암 투병 간호 중에 양방치료를 받았으나 치유되지 않고 고통스럽게 돌아가시는 것을 경험하였다. 그 경험으로 양방치료에 대한 신뢰를 잃고서 자연요법의 치료를 하고자 결심, 수소문 끝에 본원을 찾아 내원하였다.

[진단 및 치료과정]

만성 위염상태에서 병발한 경우로 중증상태였다. 당시 악화 중이었으나 치료하면서 다행히 그해 호전되었다. 만 2년 동안 해마다 한 번씩 위중한 상태를 경험하였지만 생명력 및 의지가 강하고 적절한 도움이 있었기에 고비를 넘기었다.

[소견]

1. 위암에서 수술하지 않고 치료한 경우인데, 환자의 의지와 가족의 지속적인 관심과 배려가 건강 유지의 비결이었다.

2. 환자의 정신력과 의지는 강건하나 지금까지 결혼 이후 생활조건이 좋다고만 볼 수 없었다. 노화, 만성적 위장 상태, 선천지기의 한계 등으로 단순히 약물과 침구치료만으로 치료하는 데 한계가 있었다.

3. 환자의 마음 상태와 주변 상황에 따라서 예후가 결정된다. 호전
   과 악화가 반복되어 치유의 어려움이 있었다. 1996~97년 1년 동
   안은 한약을 금하였다.

양방진단 이후 한방치료사례 6. 갑상선암(甲狀腺癌)의 치료,
악성에서 양성으로

[환자] 여, 37세

[초진일] 200*월 9월

[치료내력]

본원에 요통(腰痛), 전신불량(全身不良)상태로 초진 내원 시 병중(病重)하여 직장을 휴직하고 치료받기를 권유하였다. 그 뒤 6개월이 지나서야 갑상선암 진단을 받았다. 환자는 스스로 권하지도 않은 자연치유를 원하였는데, 완치를 보장할 수만은 없는 병중한 상태라서 본원의 치료만을 권유할 수 없었다. 환자는 다른 부위보다 자궁(子宮)의 상태가 최악이었다.

[진단 및 치료과정]

1. 진단 이후 1년 동안 치료하여 위험한 고비를 넘겼고 이후 이사를 가게 되었으나 병증이 가벼워져 그쪽의 한의원을 소개하였다.

2. 이후 3년이 지나면서 양성(陽性)화되었는데 그런 사실을 처음에는 양방병원에선 부인하였다. 그럴 수 없다는 것이다. 암 진단 이후 4년이 지나서 재정밀검사로 결국 양성으로 진단되었다. 자궁은 선종으로 갑상선종과 동시에 수술로 제거하였다.

[소견]

악성(惡性)도 상황이 좋으면 줄어들고 변성화를 거치는 것으로 보인다. 즉, 양성화(陽性化)될 수도 있다. 환자는 이제 암 진단 이후 10년이 지나도록 건강한 삶을 살고 있다.

양방진단 이후 한방치료사례 7. 위암(胃癌) 말기(末期)의 장기 치료

[환자] 남, 72세

[초진일] 200*년 3월

[치료내력]

지난 1월 위암(胃癌)의 말기에 주변 비장(脾臟), 대장(大腸)까지 전이된 상태로 3개월의 시한부 선고를 받고 내원하였다. 병중한 상태임에도 불구하고 환자는 어떤 치료든지 우호적으로 받아들이지 않았다.

[진단 및 치료과정]

1. 진맥(診脈)으로 보니 본래 선천지기가 강건하나 평소 음주 등으로 만성 위장병 상태였다. 그러던 중 암 발병 이전인 작년 가을 무렵 남에게 말 못할 상심(傷心)한 일을 당한 이후 병발(病發)한 것으로 불문진단(不問診斷)되었다. 환자에게 이런 사실을 말하자 이에 감응하여 본원의 치료를 받기 시작하였다.

2. 그 뒤 10개월간 한약을 복용하고 환자 집 근처의 한의원에서 치료를 받으면서 건강상태가 한 단계 호전되어 갔으나 그 이후 치료를 거부하고 자연 상태에서 1년이 조금 넘게 여생을 보냈다.

[소견]

1. 초진 진찰 시 진맥상으로 발생 계기와 시기를 알 수 있었다. 3개월의 시한부 상태였지만 치료를 받으면 3, 4년은 충분히 생존 가능하였다. 하지만 환자는 치료를 중지하여 만 2년 동안 생존하였다.

2. 말기 암의 상태지만 치료로 호전되는 것을 보면, 내재된 치유력
   으로 치유의 가능성이 있음을 확인할 수 있다. 하지만 치료 중지
   혹은 치료 도중 악화의 변수가 작용하여 생존을 방해하기도 한
   다. 이는 운명인지도 모르지만 그 운명을 바꾸려면 환자의 주변
   조건과 가정 및 의료시설을 포함한 전체적인 상황이 완벽하게
   건강성을 이루어야 한다고 본다.
   첫째, 평소 의식수준이 높고 의지가 강건함
   둘째, 경제력의 풍족함
   셋째, 의료진의 우수성

양방진단 이후 한방치료사례 8. 폐암(肺癌) 불치자의 치료

[환자] 남, 60세

[초진일] 200*년 11월

[치료내력]

양방병원에서 폐암의 3기 진단을 받고 치료 불가능한 상태라 하여 과거 암환자 가족의 소개로 내원하였다.

[진단 및 치료과정]

1. 소음인으로 인삼계지**탕증으로 중한 상태였다. 병인은 어려운 가정환경상 자녀교육에 대해 부모노릇을 제대로 못했다는 자아 상심[傷心≒상폐(傷肺)]이 큰 것으로 추정되었다.

2. 병원의 진단 결과, 수개월밖에 생존하지 못할 것이라고 걱정하여 우선 가족을 안심시켰다. 자연상태에서도 어느 정도 생명을 유지할 수 있으며 적절한 관리나 치료를 받으면 장기간 생존할 수 있음을 알렸다.

3. 1차 치료 시 2개월간 10회 내원하여 100첩의 한약복용 위주로 치료하여 통증의 발생이 호전되었다. 이후 10개월이 지나 내원하였는데 증상과 병증은 악화된 상태였다. 기침과 인후비증이 발생했는데 방사선검사상으로는 전보다 나아졌다고 했으나 본원 진단상 그렇지 못했다. 암증이 진행되고 위중한 상태였다. 이후 8개월간 월 2회 15회 내원하여 치료하였다. 어려운 상황 속에서 견비통 및 병증은 호전되다 다시 악화되길 반복하면서 위독한 상태에서 치료를 중단하였다.

　이와 같은 사례는 환자의 의지나 노력과 무관하게 어떤 치료를 받느냐에 따라 생존기간이 달라지는 것을 보여준다.

2. 암 수술 이후 치료사례

암 수술은 현대적인 암 치료법 중에 가장 일반적으로 시행하는 방법이다. 종양을 직접 제거하는 것은 단순하지만, 분명한 효과가 있다. 이런 제거 수술요법은 과거 동양에서도 있어 왔다. 현대에는 종기, 종양 및 암의 치료에서 제거 수술은 일반화되었다.

암의 치료에서 국소일 경우에는 수술로 완치할 수 있고, 주변으로 전이된 상태에서도 일정한 치료효과를 보일 수 있으며, 미진한 잠재 암증이 있어도 자연 치유되는 경우도 있다. 이러할 때 나는 수술을 권장한다.

다만, 전이성 암이거나 2, 3곳 및 미발현 암증이 확연하고 중한 경우에는 암 수술 이후 적절한 암 치료를 꾸준히 해야 예후가 긍정적이다. 그런데, 전이와 전변과정이 급격히 악화되는 과정에서는 수술요법은 바람직하지 않아 수술을 하지 않는 편이 좋다. 즉, 수술로 급격히 악화되어 긁어 부스럼의 결과가 나올 수 있다. 그런데 그런 상황을 모르면 수술을 하고서 급격히 악화되는 경우도 있다. 그래서 앞의 상황에 처한 환자가 수술을 하고자 한다면 신중한 선택을 할 수 있도록 조언한다.

수술 이후 치유가능성은 1주일 정도면 치료과정에서 예견이 가능하다. 설사 전이성 암이거나 잠재된 암증이 확연하다고 하여도 일정한 회복 수준을 갖추면 치유되는 것은 불가능하지 않다. 그런데 문제는 환자가 수술 이후 완치가 되었다고 믿는 것이다. 이러하다가 잠재 암의 발현으로 재발, 악화된 경우가 있다. 수술에 성공했다 하여도 환자는 미발현암, 잠재암이 있을 수 있다는 사실을 지나쳐서는 안 된다.

수술 이후 암환자의 치료사례 1. 위암 3기 수술자의 완쾌

[환자] 남, 32세

[내원일] 200*년 2월

[양방치료상황]

최근 소화불량으로 병원에서 진찰받아 위염으로 진단 치료 중 뒤늦게 위암 3기라는 진단을 받았다. 20일 전 수술한 이후 항암 1차 투여하고 내원하였다. 스스로 병원치료로는 불치사망에 이를 것으로 보고 지인의 소개로 내원하였다.

[증상]

식욕부진, 소화불량, 의욕감퇴, 전신기능 쇠약, 체력 저하 등

[치료법]

1. 치료기간: 2개월간 내원일수 25일, 한약 40첩
2. 치료방법: 체질침, 체질변증처방, 명상, 식이요법 및 상담

[치료과정]

1. 환자는 1개월간 거의 매일 내원하였고, 내원 15일쯤 지나 소개한 명상 수행 중 자신이 왜 암에 걸리게 되었으며, 또 어떻게 하면 이 상태에서 벗어날 수 있는지 해결책을 스스로 깨닫게 되었다. 깊은 통찰 속에서 크게 회한과 환희의 눈물을 흘렸고 그 과정에서 끈질긴 덩어리가 녹아내리는 것을 스스로 느끼었다고 한다. 이렇게 되자 병색, 병사는 급격히 줄어들기 시작하면서 상태가 안정되었다.

2. 위중한 상태에서 극적인 회복이 이루어졌는데 근치되지 않았지
   만 스스로 치유를 자신하여 치료 종결하였다. 2년 후 완전히 회
   복하여 건강상태를 잘 유지하고 있었다.

수술 이후 암환자의 치료사례 2. 난소암 2~3기 수술자의 완쾌

[환자] 여, 46세

[내원일] 200*년 3월

[양방치료상황]

평소 건강상태가 좋지 않아 부인과 이상이 추정되어 매년 정기 검진 중 지난해 10월 자궁난소암(2~3기) 진단을 받고 수술한 다음 올 3월까지 7회에 걸쳐 항암제를 투여하였다. 이전에 항암제투여자의 고통을 본 적이 있었으나 직접 경험하는 그 부작용과 고통이 너무 커서 그만두고 소개로 내원하였다.

[치료과정]

1. 병증이 깊고 중하여 본인의 진단상 치료가 불가능한 상태였다. 그래서 소개자에게 본원에서 치료될 수 없다고 알렸다. 그런데 3개월간 본원의 치료를 꾸준히 받았고 그 과정에서 회복 가능한 상태로 개선되었다.

2. 그래서 '이제 회복 가능한 상태로 호전되었으니 꾸준히 치료하여 치료될 수 있도록 최선을 다해보자'라고 알리고 치료를 지속하였다. 그동안 소개자는 불치 상태였다는 사실을 환자에게 알리지 않았던 것으로 보인다.

3. 환자의 지극한 열망과 노력, 언니와 신앙인들의 정성과 기도로 건강회복의 계기가 되었다. 만약 이런 조건이 형성되지 않았더라면 치료되지 않았을 것이다.

[치료법]

1. 치료기간: 7개월간, 내원일수 100여 회

2. 치료방법: 체질침, 체질변증처방, 상담, 심신수련지도 등

수술 이후 암환자의 치료사례 3. 자궁암 말기자의 불치

[환자] 여, 46세

[내원일] 1999년 *월

[양방치료상황]

자궁암 진단을 받고 내원 5개월 전까지 3개월 동안 방사선 치료를 받았다. 다시 방사선치료를 시작할 예정이었다.

[환자의 상태]

1. 안색이 위황(萎黃)하고 병색이 완연하여 전신의 병사가 유독 심하였다. 말기 불치자의 특유의 상태였다.
2. 좌측 하지통이 극심하였고, 식욕부진, 소변빈삭, 야뇨, 의욕감퇴 등의 증세가 있었다.

[치료과정]

2개월간 13회 내원하였고 약은 20첩 복용하였는데 환자가 치료에 집중하지 못하였다. 도움이 절실했으나 도와줄 사람이 주위에 없었다. 방사선치료를 재차 시작하였는데, 한방치료를 겸하길 권유하였으나 '살아서 무엇을 하겠느냐'며 치료를 기피하였다. 이후 8개월이 지난 다음 소개자로부터 지난달 사망했다는 소식을 접했다.

[각성]

치유의 예후는 환자 몸 상태뿐만이 아니라 환자의 심신상태 및 보호자 등의 환경 조건 등에 따라 좌우된다. 그러므로 환자의 심신 및 환경을 살펴 그에 따른 치료를 해야 보다 진정한 치료라고 할 수 있다.

수술 이후 암환자의 치료사례 4. 유방암 수술자의 치료

[환자] 여, 30대

[내원일] 200*년 2월

[양방치료상황]

4개월 전 유방암 3기 수술을 받고 양측 모두 제거하였고 항암제를 1주일간 투여하였는데 환자가 항암요법을 거부하고 퇴원하였다. 그 후 서울 모 건강요법센터에서 10일간 건강법을 익힌 다음 요양 중에 내원하였다.

[환자의 상태]

환자는 생명력이 미약한 상태로 치료가능성이 없어 보였다. 상심으로 인한 의욕상실, 자존감훼손, 배신 등에 의한 분노와 우울증도 앓고 있었다.

[치료과정]

1. 1차 치료(불치의 상태기간: 초진 이후 2개월간)

불치 상태에서 꾸준히 내원하여 점차 몸이 건강 회복되었다.

2. 2차 치료(치유상태유지: 내원 3~4개월간)

병증이 가벼워지고 건강상태가 증진되어 집안일을 할 수 있게 되었고 통증의 고통도 거의 없어졌다.

3. 3차 치료(재발 시작: 내원 5~10개월)

가정의 불화가 커 재발과정이 일어났는데 이를 알고 정신 수양을 강조했으나 당시 실질적인 도움이 되지 못했다.

4. 4차 치료(재발 악화, 운명: 내원 11~16개월)

환자는 배우자 배신에 의한 상심에 의해 삶을 포기하였고 병은 악화되어갔다. 환자는 사랑받지 못하고 버림받았다는 생각을 가지고 있었다. 사랑받은 사람이 암을 이긴다.

수술 이후 암환자의 치료사례 5. 위암 2기 수술자의 치유

[환자] 남, 35세

[내원일] 2000년 *월

[양방치료상황]

 지난해 위암 2기 진단을 받고 수술한 이후 항암제 복용 및 식이요법 중에 내원하였다. 평소 선천적으로 허약했는데 간혹 설사, 식욕부진, 의욕감퇴, 체력부진의 상태였다.

[치료법]

 1. 치료기간: 초기 10개월간 내원일수 130일, 한약 200첩
 2. 치료방법: 체질침, 체질변증처방, 명상, 식이요법 및 상담

[치료과정]

 1. 환자는 망양말증의 인삼계지**탕증, 인삼관계**탕증에서 승양익기**탕증 및 보중익기탕증까지 단계별로 병증이 개선, 치유되어갔다.

 2. 위중한 상태에서 중증, 중등도 병증 상태를 지나 치유의 회복이 이루어지는 데 약 2년의 치료기간이 필요하였다.

 3. 치료과정에서 악화된 적도 있었는데 이 시기에 자신의 치유에 대한 믿음이 부족하여 갈등과 고민이 내장기운을 소모시키고 병증을 악화시켰다. 보호자 부인의 신뢰와 지지 속에 심신 수련을 통해서 신뢰를 회복하고 갈등을 해소하면서 악화 상태에서 점점 극복해 나아갔다.

4. 치유는 환자의 선천적인 면이 크게 좌우하기도 하고, 병을 만든
   것에 대한 경험적인 통찰과 각성을 가질 때, 보다 분명하게 자신
   의 건강을 책임지면서 회복되어지는 것을 볼 수 있다.

수술 이후 암환자의 치료사례 6. 담도암 수술 이후 중풍, 그리고 치료, 간경화 및 췌장암 말기

[환자] 여, 60대

[내원일] 200*년 5월

[양방치료상황]

1년 전 5월 병원에서 당뇨성 망막출혈로 입원 중 담도암을 발견하여 수술하였는데 주위 내장을 많이 절개하여 환자가 고통스러워하였다.

[1차 진찰]

내장의 망양말증의 위독한 상태로 치료가 어려웠고 뇌(腦)기능상태가 가장 좋지 않아 뇌암(腦癌)의 진행이 우려되었다.

[재진]

이후 한 달도 되기 전에 뇌암이 아니라 중풍이 발생되어 수술치료하고 퇴원하여 본원을 다시 찾았다. 병증은 망양의 말증에 이르러 내일을 기약할 수 없는 상태였으나 본원을 신뢰하고 치료를 따랐다.

[치료과정]

1. 치료기간은 3년에 걸쳐서 위독 상태에서 벗어나 중증으로 호전되어 안정 상태를 10개월간 유지하였다.

2. 이후 신경과로(神經過勞), 사려상비(思慮傷脾)로 악화되어 췌장암, 간경화 말기상태로 진행되었다. 복수도 차서 한약치료로 소실되기도 했지만 생명력은 다시 미약해졌다.

3. 환자는 위중상태에서도 가정사를 다하였고 혼자서 왕래하였는

데, 양방병원 검진 중에 한약으로 생명이 유지된다는 사실을 알
고 스스로 한약복용 및 치료를 중지하고 생을 마감하였다.

수술 이후 암환자의 치료사례 7. 대장암 수술자, 18년 된 불면증 치유, 그러나 암증 유지

[환자] 여, 60대

[내원일] 초진 20**년 8월 *일, 재진찰일 다음해 1월

[내원경유]

불면(不眠)증으로 18년간 양약을 복용하여 왔는데 양약을 복용하지 않으면 잠을 청할 수 없다. 이로 인해 현훈 및 머리가 맑지 않고 기운이 불순한 상태로 있다.

[양방치료상황]

1년 전 2월, 직장암 2기로 진단되어 직장 25cm 제거 수술함

[1차 치료과정]

환자 주소증은 불면증(不眠症)으로 8월 초진 시 '좌측 병사 있음'이라는 기록과 당시 4번의 침 시술과 소음 항암약을 투여하여 치료하였는데, 마치 기적처럼 수면제 복용을 끊고 수면을 잘 청하게 되었다. 다른 진료과 원장의 침 시술을 10월까지 시술받고 다시 나를 찾았다. 즉, 8월에 보고 이제 5개월 만에 진찰한 것이다.

[2차 진찰 소견]

1. 오늘 진찰한 사유는 1개월간 체기로 전혀 소화가 안 된다. 메슥거리고 소화불량한데 죽을 먹어도 소화가 잘되지 않아 암의 재발을 걱정한다. 전이 걱정으로 15일 전쯤 병원에서 위 내시경검사를 하였다. 매우 소심하다고 하는데, 최근 지리산의 모 한약을

복용하고 소화불량이 시작되었다고 한다.

2. 소음인 수양2형으로 좌측의 하복부의 병사로 보아 직장암 주변
   의 병증(암증)상태로 치료가 필요하다.

◇ 이 환자의 한의학적 진단과 치료 가치

1. 18년 된 불면증은 치유되었지만 암증은 여전히 존재하였다. 환
   자의 의지가 강하여 장기 생존 유지 중이다.

2. 노환(老患)이라서 암의 근치는 어렵고, 다만 완화되어 장기 생존
   을 위한 치료는 가능하다.

3. 그런데 한방치료를 한 다음 5개월이 지난 6월의 정기 검진 중에
   는 암증이 발견되지 않았다.

수술 이후 암환자의 치료사례 8. 췌장암 수술 이후 요양 중 통증 극심

[환자] 여, 40대

[내원일] 20**년 1월

[양방치료상황]

1년 전 8월 황달로 병원을 찾아 췌장암(膵臟癌) 진단과 수술을 하고 항암치료는 하지 않았다. 한 요양원에서 생활하였는데 체중도 43kg에서 47kg로 호전되다가 3개월이 지나 악화되어 등과 뼈의 통증을 호소했다. 그래도 20일 전까지는 대체로 양호한 상태였다가 그 후 증상 심화로 다음 달 재검진 예정이다.

[현재 증상]

등과 허리 쪽의 통증으로 생활이 불능할 정도이고 거의 식사를 하지 못하는 식욕부진, 소화불량의 상태를 유발하고 있어 심히 걱정된 상태에서 내원하였다.

[초진 진맥상황]

형상 및 좌측 진맥 시 소음인 수음체질맥상. 서울 모 한의원에서 수음체질이라고 진단하였다고 한다. 그런데 누워서 다시 맥상을 보니 수음맥과 유사한 금음체질맥이다.

[예후]

1. 중·단기 양호, 장기 불투명

2. 현재 병증이 다시 시작하려는 상태로 암증(癌症)의 초기 상태였

다. 양방 검사상 아무런 이상 없는 상태로 즉 재발된 상태로 진단되지 않았다. 하지만 환자가 금음체질로 상담 중에 밝힌 것처럼 심신불안정하여 재발할 가능성이 있다. 아직은 금음1침+(신사방)으로 가벼운 상태이다.

[치료과정과 결과]

3회 침 시술로 환자의 자각적인 증상이 다소 호전되어 입원치료 권유를 받아들이고 치유는 6개월 내 시작하기로 하였다. 10일 정도 입원 치료하였지만 퇴원 이후 본원의 치료를 받지 않았다.

◇ 이 환자의 한의학적 진단과 치료 가치

1. 요통의 원인이 신장 근방 부위에서 기시하여 척추에 이르고 있음을 볼 수 있다. 그런데 이 상태가 암증(癌症)과 유관하지만 현대 의학적 진단상으로는 현재 나타나기 어렵다. 즉, 현대기기로 나타날 수 있을 정도로 확고한 상태가 아니다. 하지만 암증이므로 지금 치유하지 않으면 얼마 되지 않아 암으로 진단되고 위중한 상태로 악화될 수 있다. 이런 상황판단에 그 진단 가치가 있겠다.

2. 한의학의 치료 가치는 지금은 치유될 수 있는 상태라는 점이다. 현대의학의 진단으로 암 진단이 될 수도 있을지 모르지만, 치료 여부는 확연히 한의학적 치료가 가능한 범위에 있다. 그렇다면 이 상태에서 현대의학의 암 치료로 치유가 가능할까? 환자는 심신이 불안정하고 태양인 체질이기에 항암, 방사선요법의 부작용이 심할 수 있어 우려된다.

수술 이후 암환자의 치료사례 9. 갑상선암 수술 이후 방사선치료, 미완의 치료

[환자] 여, 20대

[초진일] 200*년 7월

[치료내력]

갑상선암 수술 이후 방사선치료로 목 주변에 암증이 발생하여 뇌 부위로 전이되는 과정상에 놓여 있는 상태였다.

[진단 및 치료과정]

1. 초진 시 이미 치료 가능성의 마지막에 근접하고 있었다. 그리하여 '지금 1개월간 치료해보면 치유가 가능한지를 분명하게 밝히겠다. 1개월 동안만 치료를 해보자'라고 제안하였지만, 환자는 우선은 양방치료를 받아보겠다고 하였다. 보호자도 막지 못했다. 어린 나이에 불행이 예측되어 분명하게 말하였다. "현재 상태로 보아 3개월 이후에 악화되어 손을 쓸 수 없는 상태가 될 것이고 그때 내원하면 치료가 불가능한 상태로 지금 치료를 해야 가능성이 있다. 3개월 이후 내원하면 그때는 늦다." 그럼에도 불구하고 환자는 현대 양방병원의 완치가능성을 믿고 양방치료를 받았다.

2. 예견대로 악화된 상태로 3개월 이후 내원하였다. 살펴보니 경부(頸部)와 두부(頭部)의 전이(轉移)로 악화되었다. 생명력이 떨어져 이제 위중한 상태로 기적이 아니면 안 되는 상황으로 생존할 가능성은 희박했다. 당시 한의원시절이라서 근처 병원에 입원치료

를 하면서 왕진까지 몇 번 다녔으나 의미가 없었다. 그 병원에서도 1개월을 채 견디지 못하고 관리할 수 없어서 다시 서울의 모 병원으로 전원하게 되었다(이후 운명).

[소견]

첫 진찰일, 내일의 상황이 충분히 예측되는 상황인데도 막을 수 없었던 것은 어쩔 수 없었다. 이러한 일들은 드물지 않게 일어난다. 환자의 상태를 진단하다 보면 어떤 치료를 받으면 어떻게 될지 파악이 가능하다. 이 환자의 경우도 암의 치료과정에서 전이, 확산되면서 악화되었지만, 현대의학에 대한 신뢰가 깊어서 되돌릴 수 없었다. 자신이 왜 병들었으며, 왜 악화 되었는지, 젊은 나이에 왜 죽게 되는지를 아무것도 모르고 간 것이었다. 누구의 잘못인가?

수술 이후 암환자의 치료사례 10. 소아 뇌암의 치유

[환자] 여, 생후 10개월

[양방치료상황]

생후 6개월 때 인지 및 행동발달의 미흡으로 종합검진 중 뇌이상 (뇌간결손)이 진단되어 뇌수술 중에 뇌암이 발견되어 재차 뇌암 제거 수술을 받았고, 2차 수술 또한 미완으로 잘못되었다고 하여 당년 10월에 3차 뇌수술을 받은 상태였다.

[환자의 진찰상태]

영아인데도 불구하고, 뇌와 내장 및 사지에서 병사(病邪)가 중하여 암증이 분명하였다.

[치료과정]

1. 당시 수련 중인 세 명의 한의사가 아이를 동시에 치료하였다. 체질은 소양인, 초기 약증은 황련사백산증에 해당되었다.
2. 치료 초기에 암의 치유는 확신되었지만, 뇌암 수술로 인한 후유장애(지체장애 추정)는 어찌할 수 없는 상황이었다.
3. 4개월이 지난 이후 재검진상 암은 발견되지 않았다.
4. 치유한 것은 그 모친의 지극한 정성이었다. 광주뿐만 아니라 전북 부안, 경기도 안산까지 수련한의사를 찾아서 아이의 치료에 전념했다. 내가 한 것은 초기에 치유가능성과 치료과정의 예후 파악, 그리고 그에 합당한 한약의 처방이었다.
5. 이런 상황을 보면, 중증 소아 환자의 효율적인 치료를 위해서는 역량 있는 한의사들이 현대의학의 치료와 통합하여 합동치료를 하는 국가 진료체계가 필요하다는 것을 절실히 느낀다.

3. 재발암(再發癌)의 치료사례

재발암에 대해 흔히 알고 있기를, 암 진단을 받고 치료하였는데, 재차 발생하여 진행된 암으로 알고 있을 것이다. 그런데 실제의미와는 다르다. 재발은 1차 암치료과정에서 진단되지 않았던 암증이 어떤 원인에 의해서 악화되어 눈으로 확인할 수 있을 만큼 나타난 경우가 많다. 어떻게 재발인데도 불구하고 진단되지 않는 것일까?

재발암환자나 치료 중에 악화되는 환자를 보면, 치료만큼 암의 진단이 미흡하고 부족한 면이 있다는 사실을 알게 된다. 암이 존재하지만 의료기술로 진단되지 못하기에 '잠재암', '미발현암'이라는 말을 사용한다. 그러나 실제는 암 그 자체일 뿐, 잠재나 미발현상태가 아닌 단지 암이다. 만약 잠재된 암과 재발현될 수 있는 암증 상태를 파악하고 치료한다면, 치료성과가 다를 것이고 재발률도 훨씬 떨어질 것이다. 이에 대해서 앞의 암 진단사례 중 '4. 수술 이후 재발가능성 진단'의 내용을 살펴보기 바란다.

어찌되었든 암증 상태를 모르거나 혹은 예측(추정)하고 있다가 치료 중 상태가 처음 생각했던 것보다 더 안 좋은 경우를 볼 수 있다. 재발과 이어서 말기, 불치 상태로 악화되는 고통스런 암환자의 이런 현실을 어떻게 해석해야 할까? 이런 면에서 볼 때, 재발암을 치료하는 것이 진짜 암을 치료하는 것이다.

재발암의 치료사례 1. 재발 불치 상태의 치료, 폐간암(肺肝癌)의 소실(消失)

[환자] 여, 59세

[초진일] 200*년 6월

[치료내력 및 상태]

처음 대장암에서 수술 요법 이후 자궁 및 직장부위에 재발하여 재수술 후 항암요법을 한 상태로 현재는 하초(下焦: 자궁주변)에서 간(肝), 폐(肺)까지 전이되어 불치(不治)의 시한부 인생으로 환자 집 근처 한의사의 소개를 받아 내원하였다.

[진단 및 치료과정]

1. 초진 시 위독한 상태로 몇 개월밖에 남지 않은 시한부였다. 내일을 기약할 수 없는 상태였으나 마지막 희망을 걸 수 있는 것은 환자가 암과 죽음에 대해 전혀 두려움이 없고, 선천지기(자연회복력 및 생명력)가 탁월하게 강건한 점이었다. 이에 2주간 치료를 해보자고 하였다.

2. 이후 한방치료를 받으면서 기적처럼 나날이 호전되고 치유가 이루어졌다. 6개월간 치료로 양방병원의 진단결과에서 기적처럼 간암(肝癌)과 폐암(肺癌)의 소실(消失)이 확인되었다. 다만, 수술로 꼬여져 있는 하복부 부분의 암증은 구조상 소실되지 못했다. 휴식상태의 하복부의 암 때문에 완치를 이루지 못해 심적인 충격을 받지 않는 한, 향후 4년 이상 생존할 것이라고 진단하였다.

3. 그런데 10개월 이후 다음해 3월 초 진찰 시 보니, 주의 당부하였

건만 멋모르고 행한 영적(靈的) 체험에서 심적(心的)인 타격을 받은 직후, 환자와 가족은 들떠 좋아하고 있었다. 이에 불행한 예후를 직감하여 보호자에게 일어날 수 있는 예후 상태를 알렸다. 그 이후 3개월이 지나 내원하여 보니, 1개월 동안 환자는 오직 누워서 죽음을 향한 정성된 기도를 드려서 악화 상태를 만들었다. 이후 수개월간 악화된 재발은 제대로 치료받지 못하고 위중한 상태로 나빠져 운명하게 되었다.

[소견]

1. 비록 심적인 타격을 받은 영적 체험으로 악화되어 갔지만, 그 이전의 말기의 불치 상태에서는 기적처럼 치유된 사례이다. 그 회복 능력은 탁월한 장수자의 생명력을 지녔기에 가능한데, 본원 이전에 그동안 치료는 어떤 것이었는지 또 어떤 일로 인해서 재발이 이루어졌는지도 알 수가 없다.

2. 이렇게 회복력이 탁월한 건강체의 경우는 드물지만 전체 환자 중에 10%는 되는 것 같다.

3. 영적(靈的)인 체험이 항상 바람직하지만은 않다는 것을 보여준다. 어떤 경우는 이런 사례처럼 오히려 생명을 해칠 수도 있으니 주의를 요할 필요가 있다. 이는 사교, 사파, 기공수련에서만 나타나는 것이 아니라 공인된 조직에서도 일어날 수 있는 일이다.

재발암의 치료사례 2. 재발로 간(肝)으로 전이의 치료

[환자] 여, 50대

[내원일] 200*년 1월

[병력 및 증상]

내원 2년 전 침샘암 4기로 발견되었다. 그 이전 3년 전부터 목 주변에 멍울이 잡혔다. 차츰 딱딱해지고 통증, 피가 섞여 나와 종합병원을 거쳐 대학병원에서 검사 이후 수술하였다. 그 뒤 재검진 중 1년 만인 7월, 다시 간암(肝癌)이 진단되어 현재까지 양방 항암치료 중이다. 대학 암 병원에서 5박 6일 입원치료하면서 3회에 걸쳐 항암치료를 받아왔다. 조금씩 커져가면서 마지막 이번에는 줄어들지는 않고 그대로라고 한다. 현재 항암치료로 머리털이 빠지고 구토하여 기운이 없고, 식사를 못해 선식을 하고 있다.

[초진의 진단 및 병인]

우측 2지 좌측 1, 3지 우측이 실증의 병사 유지 좌측 1지 세삽맥의 부중시 암증맥, 폐암추정. 좌측 2지의 맥은 불투명하여 1차 맥진상 간암이라고 단정 짓기 어렵다. 병원에서는 침샘암은 폐암에서 전이되는 경우가 많은데 간암이라고 하여 확실치 않다고 하였다 한다. 맥상 유전으로 보이지는 않고 후천적인 요인, 즉 울화병이 있었던 것으로 추정된다.

[2, 3, 4일 진맥]

조금씩 하루하루 다르다. 우측 2지의 실한 기운도 4일째 약화되었고 3, 4일째 좌측 2지가 1지와 더불어 중침안 시 다소 현한 기운과 함께 조금 삽하게 촉진된다. 우측의 유근함은 생명력이 건실히 존재하여 암증을 치유할 능력이 잠재되었음을 말해주고 환자의 의지나 의식이 명확함을 대변해준다. 체질은 소양인 토양맥진이다.

환자는 4일간 내원 중, 처음에는 식사를 못 하겠다 하더니 차츰 식사를 하게 되고 약을 3일간 짓더니 복용하기 어렵겠다고 말한다. 암이 죽음을 일으킬 정도로 병증상황이 악화되지 않았고 환자의 생각 또한 그렇게 병에게 지려 할 마음자세는 전혀 없기 때문이다. 현 상태에서 한방, 자연치료를 받는다면 수년(3, 4년) 사는 것은 문제가 아니다. 하지만 현재와 같이 항암치료를 계속한다면 장담할 수는 없다. 항암치료가 몸을 훼손시키고 쇠약하게 만들어 마음까지 피폐화시킬 것이기 때문이다.

[치료과정과 결과]

1. 환자와 보호자에게 본원의 치료를 하면, 4년 정도 생존이 가능할 것이라 하였다.
2. 이후 환자는 1년 동안 본원의 치료를 받았다. 치료를 받게 된 동기는 한방치료의 가능성을 확인하고 믿었기 때문이다.
3. 침, 한약, 상담 실시하였으며 2년간 치료하고 자가 관리한 다음 요양병원 관리 중이다. 만 3년을 지나고 있다.

재발암의 치료사례 3. 유방암 및 갑상선암 수술자, 난소암증 기시추정 치료

[환자] 여, 30대

[진찰일] 20**년 2월

[내원경유]

1주일 전 갑상선암 수술 이후 내원

[양방치료상황]

작년 유방상피내암 수술

[진찰상황]

1. 소음인 수양. 수음 체질맥

2. 좌측 3지 세삽울하여 좌측 난소(卵巢) 부위에서 암이 발현되어 가슴, 목으로 전이된 상태로 있다. 기 측정상 수음1+폐사방

[치료과정]

1. 암증이 기시부위(난소)에 유지되어 재발 가능성이 분명하지만 완치 가능한 상태로 치료를 권유하여 시작하였다. 1차 재발된 상태이고 본원 근무자와 지인이라서 한방치료를 믿고 쉽게 치료에 응할 수 있었다.

2. 암증은 난소에서 시작하여 복부 임파선을 따라 전이되어 유방, 갑상선 부위에 발현된 상태로 추정되었다.

3. 치료기간 중 인후비, 매핵기증, 협부불량 불순, 두통, 하복불쾌 등의 증후는 소실되었다. 치료 중에 하복부의 임파전이 복통 및

결체(암의 결체)가 나타나서 줄어들기도 하였다.

4. 치료 시작 5개월이 되는데 이제 근치에 도달해 있다. 역시 환자 스스로 극복하지 않으면 안 될 병이 암이라는 생각을 재증명한 사례이다.

재발암의 치료사례 4. 유방암 재발 수술자, 대장암(大腸癌)
추정, 이후 재차 수술자: 불신(不信)이 낳은 결과

[환자] 여, 40대

[초진일] 200*년 3월

[치료내력]

유방암 재발(再發)로 수술하고 항암요법을 시행한 이후 한의원 소개를 받고 내원하였다.

[진단 및 치료과정]

초진 시 진찰하여 보니, 대장(大腸) 부위에 암증(癌症)이 존재하여 걱정되었는데, 환자는 이제 죽어도 다시는 양방치료를 받지 않고 본원의 치료만을 받겠다고 하였다. 재발가능성이 높았지만 신뢰가 있어 마음 편하게 치료하리라 여겼는데, 글로 표현하기 어려운 자잘한 일이 연이어 발생하였다. 3개월 뒤에는 권하지 않은 단식(斷食)을 스스로 시행하여 악화되어 가는 상태에서 소개한 지방 한의원의 치료를 받겠다고 하고 갔다. 이후 대장암의 재발을 확인하고 수술한 이후 항암치료를 받았다.

[소견]

환자는 재발진단에 대해서 본원에 대한 불편한 마음을 알려왔다. 양방치료를 권유했어야 했지 않느냐는 것이다. 처음부터 병발을 알렸고 이미 병증상태에 내원하였고, 죽어도 여기서 치료하겠다 하더니, 권하지도 않았던 단식과 치료를 행하고서 악화된 상황에서 할 말이 없었다. 암의 경우, 치유는 의지와 신뢰 없이 어떤 경우도 회복되지 않는다는 것을 보여주었다. 예후는 스스로 정한 운명이다.

재발암의 치료사례 5. 유방암 수술 후 췌장 재발자의 치료

* 본 환자는 <한방진단으로 암 유무의 진단 9>의 유방암 수술 이후 췌장의 종양이 발견된 환자로 현재 악화되어 치료가 필요한 분이다.

[환자] 여, 50대

[초진일] 2010년 *월

1. 복통, 구토, 심하게 복통 느낌. 평소 소화불량상태 유지
2. 10년 전 유방암 수술, 2년 전 췌장에 종양 발견, 작년 초음파상 1cm 정도에서 커지고 있었다.

[진단 · 병인]

환자는 다소 걱정스럽게 내원하였다. 진맥상 좌측 중침안 시 1, 3지 모두 우리한 느낌의 삽울 맥상, 우측 2지도 그러하고, 암증맥으로 췌장 및 기관지, 대장의 병증을 갖고 있었다.

[치료과정과 결과]

1. 소양인 토양체질침 및 사상병증처방을 실시하였다.
2. 3개월 정도의 치료과정에서 복통, 구토, 소화불량, 협통 증상이 소실되었다.

[예후]

하지만 병증은 여전히 중증 상태로 유지되어 치료를 권유하였으나 환자는 처음과 달리 회복되니 건강하다고 여겨 거부하였다. 상태가

토양1형+폐보방에서 대장보방까지 추가되는 상황으로 병증이 폐, 신장 하초 부위까지 임파 전이중으로 추정되었고 이런 상태로 치료를 소홀히 할 경우 예후가 불투명하다.

재발암의 치료사례 6. 방광암 재발자의 치료

[환자] 남, 30대

[초진일] 200*년 10월

[치료내력]
 방광암 재발로 2차 수술 이후 내원

[진단 및 치료과정]
 1. 초진 시 맥진과 복진상 소양인으로 내장 복부(腹部)의 암증(癌症)
  이 유지되고 방광 쪽에도 병변이 강하게 유지되어 치료 여부를
  떠나서 다시 재발될 상태에 있었다. 또한 병변이 깊어 치유 여부
  를 자신할 수 없었다. '현재 내장의 병증이 깊어 본원의 치료를
  받는다고 하여도 치료 중 재차 재발진단을 받을 것이며 다시 수
  술하기를 1, 2회 할 것이며 그런 상황을 극복하고 치료해야 한
  다'라고 설명하였다.
 2. 치료 중 2개월이 지나 다시 방광암의 재발진단을 받았고 수술
  이후 본원치료를 지속하였다. 수술 이후 호전되기 시작하여 치
  료 7개월이 지나서야 생사로부터 자유로워지는 상태가 되었다.
 3. 이후 한의학 치료를 중지한 상태이지만, 4년이 지나는 동안 암
  은 국소적으로 반복되는 암 발현 상태가 유지되고 있었다.

[소견]
 초진 시 암증상태로 재발 진단은 필연적인 상황으로 보였고 내장
의 암증이 심해 본원치료로 완치를 보장할 수 있는 상태는 아니어서

치료가 불가하거나 어려울 수 있는 난해함을 밝혔다. 재발 수술 이후 한동안 치료를 계속할 수 있었던 것은 환자의 전체적인 건강상태가 증진되는 효과를 보았기 때문이었다. 위중한 상태는 벗어났기에 적절한 치료만 받으면 완치되리라 본다.

재발암의 치료사례 7. 갑상선암 수술 이후 검진 중 림프종양 진단 수술

[환자] 여, 30대

[내원일] 201*년 1월

[양방치료상황]

3년 전 9월 갑상선암 수술 이후 외래치료 중 1년이 지나 가슴위의 림프종이 의심되다가 이번에 확진되어 수술할 예정이다. 우선 항암치료를 하지 않고 방사선치료만 실시하였다.

[현재 증상]

흉비증, 하복 불순도 있어 보임, 체력저하 상태

[초진 진맥상황]

1. 소음인 수음형으로 추정된다.

2. 병증이 확연하나 부위는 좌측 맥에서 3지의 강침안 시 삽울(澁鬱)한 병사를 의미. 하초(신, 방광, 자궁대장)의 병증 특히 신장, 자궁 주변으로 여겨진다.

* 진맥상 암환자의 진행과정: 원래 환자는 좌측의 하복부(下腹部)에서 기시(起始)하여 흉선 및 갑상선 부위로 전이(轉移)된 것으로 보인다.

[초진 시 예후]

1. 흉부만 보고 수술 시 다시 어려운 상태에서 새로 시작하거나 혹은 악화되어 사망에도 이를 수 있을 것이다.

그 이유는 하초(신장 주변)의 병증(암증)에서 기시된 상태이니
목 부위만 수술한다면 결국 재발되거나 수술 이후 항암요법으로
도 암은 발생, 전이될 가능성이 크기 때문이다. 특히 체질이 소
음인이라서 항암요법, 방사선요법의 부작용이 생명력을 훼손시
켜 회복력이 극히 저조해질 것도 우려된다.
2. 본원에서 대략 6개월간 치료할 경우 회복(완치)가능성이 높은데
   이는 아직 병증의 단계가 위중하지 않기 때문이다.

[환자의 치료결과]

이후 본원의 한방입원치료를 받았고 수술의 치료도 받았다. 입원
치료 시 그 원인을 파악하였고 상태에 대해서 환자와 충분한 교감이
이루어졌으며 자신의 질병상태의 원인과 상황을 깊이 이해하였다. 병
증이 가벼워지고 치료과정으로 접근했다. 수술 없이 한방치료로 가능
한 상태로 호전되었다. 수술 이전 종양의 크기가 4cm에서 1cm로 줄
어들었지만 수술에서는 의미가 없었다. 그러함에도 불구하고 환자는
양방적인 치료를 벗어나지 못했다.

어찌되었든 한방치료와 암 재발 수술로 이후 암을 발견하지 못해
환자는 만족해하였다.

재발암의 치료사례 8. 대장암(大腸癌) 재발자의 치료

[환자] 여, 70세

[내원일] 200*년 3월

[양방치료상황]

대장암으로 1개월 전쯤 제거(10cm)한 이후 재진 중에 작은 암을 발견하여 보호자는 현 의학의 치료로 불가능하다고 사료되어 한방진료를 받고자 하였다.

[환자의 상태]

복부 전체에 임파전이된 상태로 보였고, 위중한 병증상태로 태음인 청폐사간탕가미증에 해당되었으며 어느 정도 생명유지 가능성이 있어 치료를 지속하였다.

[치료과정]

1. 환자는 처음 8개월간은 호전될 때까지 두세 번 위중한 고비가 있었는데, 흔들림 없이 내원하였다. 치료기간은 1년 6개월간 이루어졌다.

2. 초기에 복통이 심했고 곱똥의 붉은색 혈변을 보이기도 했으며 소화불량, 흉비, 피로, 무기력 증상을 나타내었다. 치료과정에서 증세가 격감되었지만 완치되지 못했다.

3. 1년 6개월이 지나 어떤 외인(外因)에 의해서 악화되어갈 때 적극적인 치료를 제대로 하지 못하고 병의 진행을 막지 못했으며 결국 운명을 하였다.

4. 환자의 상태를 보다 적절히 치료, 관리했다면 생존기간은 조금
   더 길어졌을 것이다. 이는 의사의 힘만으로는 불가능하다.

4. 말기 암의 치료사례

말기 암이란 암증의 마지막 상태로 대부분 회복 및 생존이 불가능한 상태를 말한다. 암은 초기에서 기시하여 발현되면 중기, 말기에 이르게 된다. 그런데 어떤 경우는 이러한 전형적인 상태를 거치지 않고 발현 즉시 말기 불치 상태에 빠지기도 한다. 이렇게 되면 어떤 치료로도 치유가 불가능한 데에서 시작에서 끝까지 채 1년도 걸리지 않는다. 또 어떤 경우에는 일정한 종괴(양성 추정)를 형성하고 유지하다가 촉매에 의해 악화되어 암화(癌化)되면 바로 말기상태에 이르기도 한다.

말기는 불치(不治)의 상태인데, 그럼 치료는 무슨 의미와 가치가 있을까? 의학적으로 볼 때, 보통 생명 유지와 연장의 의미를 갖는다. 다만 현실은 한 부분에서는 그렇지 못하다. 어떤 경우에는 오히려 생명 유지를 방해하고 고통스럽게 만들기도 한다. 암환자들이 고통스러운 것은 바로 치료과정에서 재발과 악화 상태를 파악하지 못하거나 오히려 치료로 악화되고 고통스럽게 된다는 데 있다. 맞춤형 치료가 되어야 한다는 것은 환자 상태의 정확한 진단에 기초할 때 가능할 수 있다.

한의학의 말기 암 치료는 치유가능, 장기생존가능, 생명유지(치료불가)로 나누어 이루어진다. 환자의 오장육부의 장부병증상태를 파악하여 생명력을 증진시키는 치료가 이루어지기 때문에 말기의 상태에서도 일정한 생명유지와 연장이 가능하다. 말기의 완치란 오진(誤診: 원래 말기가 아니었다)에 의한 것이거나 병증이 가볍고 환자의 강력한 생명력에 근거할 때 가능할 수 있다.

말기 암의 치료사례 1. 폐암(肺癌) 말기자의 치료

[환자] 남, 67세

[초진일] 200*년 3월

[치료내력]

양방병원에서 폐암의 말기 치료 중, 시한부 1개월 판정을 받고 호스피스병동으로 옮기려다 행여 다른 길이 혹시라도 있을까 하여 치료의 마지막으로 상담차 내원하였다.

[진단 및 치료과정]

1. 폐암 말기이지만 진맥상, 어떤 치료를 받지 않아도 1개월 시한부가 아니라 1년 이상 생존 가능한 상태였다.

2. 한의원을 하던 시절이라서 근처 종합병원에 입원하여 잘 걷지 못해 처음에는 택시를 타고 다니다가 기력이 증진되어 걸어서 다니며, 흉비 기침 가래 등도 호전되었다. 그런데 치료시작 3개월이 지나 몸 상태가 호전되자 치료를 스스로 중지하였다.

[소견]

1. 내장의 기운 상태를 보고 장기 생존가능성을 알렸는데 가족은 3개월이 지나도 '살아있음'을 의아해 했으며, 상태가 호전되어 오래 살 수 있다는 사실과 상황을 이해하지 못했다.

2. 그 뒤 본원의 치료를 받지 않았고 양방병원의 시험용 폐암치료제를 복용하였고 그 약의 부작용 때문은 아니겠지만 차츰 악화되어갔다. 운명은 피할 수 없었다.

3. 안타까운 일은 분명 정확한 진단과 치료로 상태가 개선되어 수
   년간 생존 가능할 수 있는데 결국은 아무것도 보장하지 못한 치
   료를 선택했다는 것이다.

◇ 참고: 폐암 치료의 한의학적인 성과
 - 폐암 말기자의 4 사례 논문을 근거로 -

지난 2003년도에 폐암환자의 치료 네 사례를 학술대회 때 발표한 바 있다. 폐암 3~4기 말기 환자로 현대 양방에서 불치 상태로 시한부 1~6개월 선고를 받았지만 본원의 치료로 2~3년 이상 생존 치료한 사례이다. 폐암의 말기상태에서 한의학적 치료는 다른 치료보다 분명하게 우수한 치료 효과를 나타낸다. 그 이유는 소화기성 환자와는 다르게 위장장애가 없거나 경미하여 한약을 부담 없이 복용할 수 있고, 침 시술 및 자연요법 등의 효과가 폐(肺) 장기에 직접적으로 영향을 미치므로 적절한 치료를 받을 경우, 그에 상응하는 긍정적인 효과를 보이기 때문이라고 사료된다. 2011년 현재 현대(양방)치료 환자를 살펴보면, 폐암의 3기를 지난 상태에서 치료 성과는 여전히 좋아지지 않고 답보상태로 유지되는 것으로 추정된다. 암환자의 질적인 치료 향상을 위해서라도 이 부분에 대한 한의학의 치료보장과 보건당국의 지원이 절실히 요구된다.

말기 암의 치료사례 2. 위암(胃癌) 말기(末期)의 치료

[환자] 남, 70세

[초진일] 200*년 2월

[치료내력]

　처음 진단상 위암(胃癌) 2, 3기 정도인 줄 알고 병원에서 개복 수술해 보니 말기(末期)로 몇 개월 남은 시한부 병변으로 예후 불량한 상태라서 한의원 소개로 내원하였다.

[진단 및 치료과정]

1. 현대진단의 결과와 동일하게 위중(危重)한 상태로 내일을 기약할 수 없지만 한 가지 희망과 가능성을 염두하고 치료를 시작하였다. 선천지기가 쇠약한 상태(가족력이 모두 60대에 암으로 사망)였는데 치료 시작 3개월이 지나서야 호전되기 시작하여 다행히 치유 가능한 기본을 다져갔다.

2. 호전상태가 지속되었다. 그런데 치료 8개월째 2주 단위로 내원하여 10월에 진찰해 보니 환자가 그 사이에 겪은 한 사건(병발 원인을 다시 접함)을 계기로 급격히 악화될지 모른다는 판단이 들었다. 우려와 예측대로 내원하는 주 단위로 악화되었고 치료 차 본원(한의원 시절)의 근처 모텔에 투숙하면서 치료를 받았다. 하지만 3주가 흐르는 사이에, 환자의 의지와 상태가 회복할 수 없다는 판단이 들어서 '말기 암 병원 치료센터 두 군데를 소개' 해 주었다. 그리고 만약 본원의 치료를 지속하려면 양방치료를 받으면서 하도록 하기 위해서 근처 종합병원의 의사를 직접 찾

아가 환자의 입원치료를 부탁하였고, 환자 보호자에게 병원의 치료를 권유하였다.

3. 그런데 환자와 보호자는 그 후에도 과거 호전된 본원의 역량만을 믿고 의지하며 양방병원의 입원치료를 거부하고, 근처 여관에 투숙하면서 3주간 본원의 치료만을 지속하였다. 악화 시 시작된 고통을 견디지 못해 환자는 결국 양방병원을 찾았고 늑막에 물이 찬 것을 빼내서 지난 2~3주 동안 고통스러웠던 것이 일시에 호전되었다. 환자는 그 뒤, 본원에서 고통스러운 것을 알면서도 양방치료를 권유하지 않았다고 원망하였다. 물론 곧이어 더욱 심한 증상과 상태를 경험하였다. 말기 불치에 이르면 운명은 어찌할 수 없다.

[소견]

환자의 보호자에게 치료 중반기까지 환자의 호전이나 이후 악화되는 상황에 앞서서 환자의 상태와 예후를 분명하게 알렸다. 치료 시작 7개월이 지나 추석 때 악화된 계기가 병발의 원인이 되는 집안의 사건을 다시 경험함으로써 일어났는데, 불행히 악화되자 상심(傷心)하였으며 이후 의지의 결여로 악화되었다. 예후가 불량해질 것이 확실하여 근처 양방병원을 찾아가 담당할 의사를 만나서 환자의 입원치료를 부탁하였음에도 불구하고, 환자는 속을 모르고 엉뚱한 원망을 하였다. 결론적으로 보면, 이 모두를 보호자에게 알렸는데 환자에게 직접 알리지 못한 실책을 느끼게 하는 사건이었다.

말기 암의 치료사례 3. 방광암(膀胱癌) 말기자의 치료

[환자] 남, 75세

[초진일] 199년 *월

[치료내력]

양방병원에서 3년 동안 방광암 진단 이후 7회의 반복적인 재발 암 수술을 받고 더 이상 치료를 받을 수 없어 한의사 친척의 소개로 내원하였다.

[진단 및 치료과정]

1. 소음인 수양체질로 병사 유독하고 승양익기탕가미증에 있었지만 생기가 살아 있어 아직 양호하였다.
2. 치료기간은 4년(30개월), 내원일수는 총 44회로 약물 위주로 치료하였다. 고향에서는 침, 뜸 치료를 병행하였다.

[소견]

1. 내장의 기운 상태에 따라 장기 생존가능성을 알렸는데 치료 과정에서 2, 3차례 위험한 고비를 넘기고 회복되기를 반복하였다.
2. 혈뇨 및 국소 장기의 병증이 소실되기도 했지만 노화성 암으로 결국 진행을 막을 수는 없었다.
3. 악화의 원인은 주변인과의 마찰 때문인데 크게 상심하고 분노한 이후 급격히 악화된 것을 보면 조심한다고 해서 운명을 피할 수 있는 것은 아니라는 생각이 들었다. 그리고 노화성 병의 악화원인에도 스트레스가 지대한 영향을 미친다는 것을 보여준다.

말기 암의 치료사례 4. 췌장암(膵臟癌) 말기의 치료

[환자] 여, 68세

[초진일] 200*년 10월

[치료내력]

췌장암 말기진단을 받고 다른 요법을 실시하다가 내원하였다.

[진단 및 치료과정]

초진 시 진맥하여 보니, 맥상의 손실로 보아 환자는 이미 마음에서 자신의 생명을 접은 지 3년 이상 되었고, 현재 상태에서도 살거나 회복하려는 의지와 마음을 세우지 않고 있었다. 병도 병이지만 마음이 그러하니 예후는 불량하고 분명하였다. 그래서 진맥하면서 바로 그 자리에서 환자 및 보호자에게 병인과 그 정황에 대해서 알리고 그에서 벗어나기를 희망하였다.

그러나 그 이후에도 전혀 마음을 바꾸거나 되돌릴 기미를 보이지 않았다. 한의원을 하던 시절이라서 가족의 권유로 근처 환자는 병원에 입원하면서 한·양방치료를 받았지만 환자는 여전히 그대로 유지되어 3주 치료하고 그만두었다.

[소견]

환자가 생을 마감하겠다는 결정을 하는 이상 어떤 치료도 의미와 가치가 없음을 느낀다. 스스로 창조한 질병에 대해서 누가 무엇으로 치료할 수 있을까?

◇ 참고

이와 비슷하게 암은 죽음을 불러들이고 불러오는 과정에서 발생하고 악화되는 면을 보인다. 『시크릿』(론다 번, 살림, 2007)에서는 "당신의 인생에 나타나는 모든 현상은 당신이 끌어당긴 것이다. 당신이 마음에 그린 그림과 생각이 그것들을 끌어당겼다는 뜻이다. 마음에 어떤 생각이 일어나는지, 바로 그것이 당신에게 끌려오게 한다."라고 하였다.

◇ 췌장암의 진단과 치료

췌장암은 암 중에서도 치료가 어려운 불치병으로 알려져 있다. 그 이유는 췌장 부위가 항암제 등 내과처치 하기에 난해하고 진단 자체가 어려워 대부분 말기(末期)에 이르러서야 진단되기 때문이다. 예를 들어 본 책의 암 유무 진단사례 1번과 6번의 경우처럼, 본인이 먼저 췌장암증을 진단하여 양방에서도 동일하게 진단된 경우도 있지만, 사례 9번처럼 본인의 경우 췌장암증으로 진단되었으나 현대의학 검사상으로는 악성인지는 불투명한 상태인 종양으로 진단되는 경우도 있다.

예를 들어 2011년 *월 입원치료 중인 분(여, 30대 중반)으로 좌측 협통이 간간이 지속되기를 2년째인데 어떤 현대진단을 받아도 원인 불명으로 나온다. 간혹 소화장애가 있어 복통, 식체증상이 있는데, 진맥하니 소음인 수음체질맥으로 우측의 맥상이 2지로 세울하고 삽한 기운이 가볍지만 분명하고 지속적으로 유지 중이다. 즉, 췌장암증의 상태이다. 이에 1년 전 1차 1개월간 치료하였으나 과거보다 증상, 증후 호전되나 근치되지 못한 상태로 유지 중이다. 췌장암의 병증이 1~2기 전후로 추정되는데 2~5년 내 발현될 경우에는 4기의 불치 상태로 나타날 수 있기 때문에 췌장암증은 발견 시에는 이미 뒤늦어서 불치병이라고 불릴 만하다.

말기 암의 치료사례 5. 담도암(膽道癌) 말기의 치료

[환자] 여, 58세

[초진일] 200*년 6월

[치료내력]

지난 4월 복통으로 대학병원 진찰 중 담도암 진단을 하여 5월말 수술하였는데 말기(末期)상태로 복부 전이되어 수술 중 포기하였다. 황달이 전신으로 심하고 호스를 통해 담즙을 제거하고 있다.

[진단 및 치료과정]

1. 초진 시 좌·우맥이 침약미하여 거의 무근(無根)에 가까운 절맥에 이르러 불치 위독한 상태였다. 환자에게 하루분 약 처방을 하고 가능하다면 1주일 1회 내원하길 권유하였다. 시골 근처 한의원에서 매일 치료받기를 권유하였다.

2. 환자는 어떻게든 살려고 하였으며 '원장님, 꼭 좀 살려주십시오'라고 말한 몇 되지 않는 분이기도 했다. 그런 바람인지 모르지만, 극적으로 조금씩 좋아져 그 상태가 6개월간 유지되었다. 그 뒤 환자는 자신의 처지에 마음을 접고 치료를 포기하였는데 세상의 짐을 나누어 질 사람이 옆에 없어 홀로 그 짐을 다 지었다.

3. 그 뒤 치료를 받지 않았고 대증요법으로 치료하였다.

[소견]

환자는 소음인 망양말증에서 극적으로 호전된 분으로 생명연장이 가능하였지만, 마땅히 도와줄 보호자가 없고 환경이 열악하여 환자 스스로 치료 자체를 포기하는 상황이었다.

말기 암의 치료사례 6. 직장암 말기자의 치료(한방 및 양방치료의
경과)

[환자] 남, 50대

[내원일] 20**년 12월 **일, 이후 6개월간 치료경과

[내원경유]

연초 진찰받았다가 12월에 들어 입원 치료차 내원하였다. 직장암
으로 수술 이후 인공항문을 달고 오셨다. 쇠약함이 극에 이르러 예후
가 불량했으나 탁월한 선천적인 생명력(회복력)으로 현재까지 양호
한 상태로 있는데 한방치료 차 내원하였다. 다음 달에 양방병원에서
임파선 항암 방사선 치료를 할 예정이다.

[그동안 양방치료상황]

직장암 수술 이후 양방치료를 하지 않고 자가 관리 중에 내원하였다.

[초진 진맥상황]

1. 소음인 수양체질맥
2. 좌 · 우맥이 유근 유여하여 아직 생존 가능하다. 좌 · 우맥 모두
   3지가 강침안 시 부(浮)활하면서 삽규한 병사맥이 확연하여 하
   복부에서 상부로 전이(轉移) 중인 암증상태임을 알려준다.

[초진 시 예후와 그 근거]

1. 좌 · 우맥이 유근(有根)하여 살아 있고 의지가 강건하여 적절한
   관리, 마음 자세를 유지한다면 수년 생존이 가능한 상태이다.
2. 병사가 확연하고 소실되지 않을 상태라 추정되어 병과 더불어

수년 생존이 가능할 것이다.

[본원 1차 입원 치료의 경과]

1. 치료 과정에서 호전되어 환자는 하루 2, 3시간 이상 등산을 하며 식사도 무엇이든 잘 섭취하였다. 다만 매일 저녁 인공항문 때문에 대변을 받아내야 하는 수면장애로 그 고통이 크다고 하소연한다. 그러나 이겨내고자 하는 환자의 의지가 강하다.

2. 보호자 및 환자에게 장기 생존의 가능성을 알리고 그 길만이 최선이지, 병을 없애려고 하다가 몸을 더 손상시켜 오래 살지 못하니 악수(惡手)를 들지 말 것을 몇 차례에 걸쳐서 주의하였다. 그러나 환자는 양방병원으로 다시 발을 돌렸다.

3. 이후 양방진단 결과 <암(癌)은 소실(消失)> 진단을 받았다.

[2차 양방치료의 경과]

1. 본원 치료 이후 서울**병원에서는 장 수술하면서 보아도 암을 찾을 수 없었고 허리통증이 지속되어 여러 검사를 했지만 마찬가지였다. 그래서 예정된 임파선암의 항암치료를 하지 않았다.

2. 내려와 지방의 한 병원에서도 통증 지속으로 여러 검사를 실시했지만 마찬가지로 암은 나타나지 않았다. 물론 디스크질환도 아니었다. 불투명하지만 암으로 추정되어 항암요법을 시행하였다. 그 부작용으로 식욕부진에 기력허탈, 생기훼손상태가 발생하여 문밖출입도 어렵게 되었다. 허리 부위의 통증은 지속되었고 매일 3, 4시간 등산하던 몸은 망양말증의 미약(微弱)한 기운의 위중상태로 10m도 걷기 어려운 상태로 악화되었다.

3. 환자는 의사를 탓하였지만 기력이 좀 나아지자 인공항문을 제거하였고 또 몸은 쇠진된 상태로 악화되었고 다시 다소 호전되었다.

말기 암의 치료사례 7. 다발성 골수종

[환자] 여, 50대

[진찰일] 201*년 3월

[양방치료상황]

　2007년 12월 다발성골수종 진단 이후 6개월간 항암치료. 4차 항암제주사 투여하였으나 부작용이 심해서 이후 어떤 치료도 스스로 거부하고 3개월 단위로 검사만 실시 중이다. 즉, 방사선 치료도 거부하고 지내고 있다.

[현재 증상]

1. 주 증상은 통증이 심한데 치료는 환자가 너무 힘들어 하여 진통제를 간혹 복용하고 있다. 최근 불편함이 심해진 것은 목, 어깨의 뭉치고 울체된 적(積) 때문인데 통증으로 이의 해소, 완화를 바라고 있다.

2. 현재 키는 10cm 이상 줄어들었는데, 요추 몇 개가 사라져 척추가 손상되었다.

3. 고관절이상으로 걷기가 불량하여 휠체어를 타야 했고 화장실 가기도, 바로 눕기도 불편하다. 스스로 정혈 요법한다(사혈요법).

[현재 진맥상황]

1. 소음인 수양체질맥

2. 증상 및 상태에 비해서 맥상은 좌·우맥 유근하여 병사 세현하고 우리하게 삽울하다. 아직 양호한 생명의 기운이 있고 약증 상

태에 불과하다.

3. 복진상 위 및 대장, 하복부의 적(積)이 크게 잡히고 불량하다. 그런데 치료 이후 3일 만에 적(積)이 소실되고 보니 적이 아니라 취기(聚氣)였던 것으로 보인다.

[예후]

환자 스스로의 의지로 수년간 생존이 가능한 몸 상태이다.

[기타]

1. 환자는 어려서부터 한약만 복용하면 흡수하지 못하고 설사한다. 어려서부터 병증이 유지되었던 것으로 추정된다. 복진상 적취확연. 본원에서 처음 하루만 설사하고 그 이후 한약 복용은 할 수 있었다.

2. 어떤 치료도 거부하고 자연치유로 하려고 한다. 한약, 침도 다소 거부하나 심성이 맑고 밝아 진실로 대하니 환자의 마음이 움직여 입원치료를 하고자 하였다.

3. 다발성 골수종 그 자체가 병을 이렇게 키웠는지 아니면 항암제 후유증이 병을 이렇게 악화시켰는지 그 상황을 파악하지 못해 무엇이라고 단정 지을 수 없다. 하지만 현재 상태의 약증과 맥진은 위중하지 않아, 그 이전에 진찰하여 치료하였다면 치유 가능성이 있지 않았을까 하는 다소 안타까운 마음이다.

4. 별다른 의미가 없는 어려운 상태에서 내원하였다. 환자가 말한 것처럼 '너무 늦게 왔지요?'라는 말이 가슴 아프게 하였다.

말기 암의 치료사례 8. 폐암 말기 불치 상태의 치료

[환자] 여, 66세

[내원일] 200*년 5월

[양방치료상황]

지난 2년 전 2월 폐암 진단 이후 재발 및 확산되어 현재까지 3차에 걸쳐 16회 항암치료를 받던 중 그 이전까지 아무 증상도 없이 잘 견뎌왔으나 이번에는 더 이상 견딜 수 없어 치료포기하고 내원하였다 (그 병원에서 70여 명 폐암환자 중 유일하게 마지막까지 항암요법을 하면서 생존한 환자이다).

[환자의 상태]

기력부진, 허탈, 무기력, 오심, 식욕상실 등의 증상이 있고 체질은 목양인 태음체질로 생기 훼손된 맥허손 상태이다.

[치료과정]

1. 보호자는 치유의 암환자 및 한의사의 소개로 신뢰하였고 처음에는 생존을 위해서 '무엇이든 하겠다'고 하였다.
2. 40일간 침, 한약치료로 증상, 상태가 개선되었는데 치료 시작 60일이 지나자 보호자는 자녀에게 그동안 치료비를 부담시켜 더 이상 고생시킬 수 없다고 치료를 중단하겠다고 하였다. 이런 남편의 태도에 환자는 충격을 받고 상심하여 악화될 기미를 보였다.

* 본원의 치료를 받으면 1년 이상 생존이 가능할 것이라는 소견서를 제출하였지만 치료 중지를 막을 수 없었다.

3. 환자 특히 말기 암환자는 보호자의 상황에 따라 예후가 달라지
   는 것을 볼 수 있다. 심하면 살 사람이 죽을 수도, 죽을 사람을
   살릴 수도 있는 것이 보호자의 행위이다.

말기 암의 치료사례 9. 신장암 말기 대퇴골로 전이의 치료

[환자] 남, 71세

[초진일] 200*년 8월

[양방치료상황]

지난 1년간 요통으로 대체외과의원, 한의원, 신경외과 등의 병원을 전전했는데 뒤늦게 신장에서 기시하여 대퇴골두로 전이된 암 말기 상태임을 알게 되었다.

[환자의 상태]

하지통증이 심하고 치료 불가능한 상태로 집안에서 요양 중인데, 앉아서 기립할 수 없고 부축한 상태에서도 한 발을 걸을 수 없는 상태였다.

[치료과정 및 치료 효과]

1. 치료기간은 4개월로 주 1회 내원 진찰하여 침 시술 및 약물 처방을 받아 치료하였다.

2. 2개월이 지나면서 휠체어를 잡고 걷는 연습을 하였으며 다리 굴신운동을 300회 이상 하였다. 주위사람과 자신도 '암환자 같지 않다'고 할 정도로 호전되었는데, 약 복용도 '견디기 힘들면 복용하겠다'며 끊고, 왕진도 괜찮다면서 '악화되거나 나빠지면 그때 연락하겠다', '걱정하지 말라'고 할 정도로 의지가 강했다. 그리고 극적으로 설 수 있게 되었다.

3. 이후 문안 전화와 왕진도 거절하였으며 치료를 중지하였다.

* 이후 상황을 전하여 들으니 1년 이후 악화되고 운명하였다.

◇ 환자의 의지에 따라서 얼마나 치유가능성, 회복가능성이 있는
지 보여 주었던 분이다.

5. 암증 추정자의 한방치료사례

암증추정자란 본인의 진찰 결과, 암으로 확실한 상태로 보이지만, 양방병원에서 검사를 받지 않았거나 혹은 받았지만 불명확한 경우를 말한다. 엄밀한 의미에서 암증추정이지 양방병원에서 확진된 바가 없기 때문에 암이라고 단정 지을 수는 없다. 하지만 환자들의 사례를 보면 암증의 상태를 미리 파악하였던 것을 볼 수 있고, 치료받지 못하여 뒤늦게 진단되어 사망하는 경우도, 어떤 환자는 종양의 상태가 뒤늦게 진단된 경우도 볼 수 있다. 반면 천운인지는 모르지만, 암증으로 추정 진단하여 본원의 치료를 꾸준히 받았던 환자 중에는 아직까지 사망한 사례가 단 한 건도 없다.

암을 확진하는 것은 양방병원의 진단을 통해서인데, 이는 공인된 바가 그렇다. 다만 앞서 진단에서 논하였듯 불투명하고 빈틈도 있는 상태가 분명히 존재한다. 현대 진단만을 의지하다가 뒤늦게 알게 되거나 알지 못한 채 운명한 사례들을 보면 분명 대안이 필요하다. 한의학의 진단이 현대진단과 100% 동일하게 나올 수는 없지만, 현대의 암 진단분야에서 일부 미흡하고 부족한 부분을 보완, 대체할 수 있다고 본다. 이는 객관적이고 엄정한 평가를 걸쳐서 이루어져야겠지만, 먼저 의사들의 공정한 자세와 국민을 향한 열린 마음이 있어야 한의학의 적절한 사용이 이뤄질 것으로 보인다.

암증 추정자의 한방치료사례 1. 신장암 추정, 이후 신장종양진단, 그리고 재발

[환자] 남, 34세

[초진일] 200*년 4월

아이가 간질을 일으켜 치료차 내원하여 보니 부친의 건강불량으로 병사(病邪)의 영향을 받아 발생하여 치료를 시작하였다.

[진찰 및 병증]

병사 유독한 기운에 신장, 대장 등의 불량한 상태로 태음인 청폐사간탕가미증이었다.

[치료과정]

사상처방의 한약과 체질 침, 식이요법, 기수련 등을 지도하였고 치료기간은 총 7개월로 총 내원일 수는 46회 및 첩약 복용 수는 300첩(170일 분량)이었다.

[신장종양의 양방 진단]

치료 중에 어느 부위가 제일 좋지 않은가를 묻기에 '신장이 제일 좋지 않다'고 하니 양방 CT검사를 하였는데 신장종양이 발견되어 정밀검사를 의뢰하였으나 유보하고 본원의 치료를 믿고 치료받아 치유되었다.

* 그런데 재발된 상황

본원의 치료 이후 5년이 지나 갑상선암 진단을 받고 내원하였다. 당시 신장종양은 소실되었지만, 하초(下焦)에서 기시한 것은 분명하였다. 과거 본원의 치료를 하였지만 삶의 태도가 바뀌지 않아 재발한 것으로 보인다. 병만 치료되고 사람을 치유하지 않으면 재발될 수 있음을 보여준다.

암증 추정자의 한방치료사례 2. 대장암증 추정자: 최근 6kg 체중
감소, 그리고 양방진단, 결과는 대장용종

[환자] 남, 40대

[초진일] 201*년 *월

휴일 없이 3개월간 일하면서 과로로 인해 최근 2개월 사이 6kg 체
중감소와 위장염증후 그리고 체력감소, 기력부진, 탈진처럼 피로 누
적상태로 전신근육통증의 몸살기로 내원, 안정가료가 필요하여 입원
치료하였다.

[진찰 결과]

초진 진맥상에는 좌측 2지 및 3지의 삽울한 기상이 대장의 염증적
인 상태를 보였다. 대변이 불량하고 설사기처럼 있고 복통도 조금 있
어 왔다고 한다. 그런데 3일째 보니 단지 염증으로만 보이지 않았고
다음날 보니 역시 염증을 지난 암증의 병사맥상을 지속하여 대장암
증으로 인한 증후로 확인하였다. 처방과 침 시술로 복통, 설사기운은
쉽게 해소되어 마치 단지 염증으로 보이나 그렇지는 않았다.

보호자와 환자에게 병이 위중함을 알리고 정기적으로 대장내시경
검사를 받아보길 권유하였다.

[양방진단의 결과와 환자 대처]

며칠 이후 대장내시경 검사를 하였는데 대장용종으로 진단되어 간
단히 수술로 제거하고 내원하였다. 암은 아니라는 것이다. 다른 오진
사례를 들어 양방진단의 한계를 설명하였는데도 치료를 하지 않았다.

아마도 몇 년 이후 암 진단을 받고서야 그때 본원의 치료를 생각해 볼 것인가?

암증 추정자의 한방치료사례 3. 대장암증 추정자 치유

[환자] 남, 30대

[초진일] 2010년 12월

[증상]

수년간 연구과정으로 밤잠, 휴식, 여가, 운동 없이 노력만 하여 체력저하 및 건강상태 점검하고자 내원하였다.

[진찰 결과]

좌·우맥이 유독한 기운에 좌측, 우측 유활한 기운이 허손(虛損)된 상태로 노정하고 있음을 말한다. 좌측 2, 3지의 삽울한 상태로 병증이 완고하여 대장암(大腸癌)증이 추정되어 장(腸)상태를 물으니 오래전부터 장은 좋지 않았다. 늘 설사기가 있고 하복통 및 소화불량 상태로 불편한데 원래 그런가 보다 하고 태음인 체질이라서 잘 견디고 유지하고 있었다.

[한방치료의 과정]

1. 체질처방인 태음조위탕가미방을 위주로 하고, 침증은 목음체질 처방을 위주로 하여 식생활은 체질식이를 지도하였다.
2. 3개월간 치료로 치유 이전에 늘 가졌던 대장의 불편함(설사, 복통, 소화불량 등)은 소실되었다.

◇ 참고

장(腸) 증상 가운데 복통, 설사, 혹 혈변 등의 증후가 치료를 받는데도 불구하고 1, 2개월 지속된다면 이는 간단한 질병이 아닐 수 있다. 만성 장질환, 혹은 크론병(Crohn's disease)이라고 하여도 적합한 치료를 하면 1, 2개월 이내 호전 혹은 치유된다. 그러나 암증은 적합한 치료로도 1개월 내 차도가 없을 수 있다.

암증 추정자의 한방치료사례 4. 폐암추정자의 치료

[환자] 여, 40대

[초진일] 201*년 *월

[증상]

1개월을 넘게 양약을 복용해도 감기 기침이 소실되지 않아 내원하였다. 기침, 해수, 인후비, 흉비증, 견비통 등의 증후 있음.

[진찰 결과]

좌측 1지가 우리하게 미약하고 세삽하다. 진동의 울림이 진한 병증으로 완고함을 말해준다.

태음인 목양체질로 밖으로 표현하지 않고 스트레스를 참고 사는 체질성향을 그대로 보여준다. 직장 및 가정에서 온갖 스트레스를 참고 사는 것과 함께 자존심(自尊心)의 손상을 입고 폐기(肺氣)가 훼손(毁損)되어 병발(病發)한 것으로 보인다.

[한방치료의 과정]

1. 태음인 열다한소탕 및 청폐사간탕가미방을 위주로 체질침 목양 경험방을 위주로 시술하였다.
2. 3개월간 꾸준히 치료하여 병증(암증)이 소실되었다.

◇ 참고

암증이 치유된 것은 꾸준한 치료 덕분이다. 그런데 암증은 벗어났지만 완전히 건강한 상태로 호전된 것은 아니다. 나이 및 환경적인

정황상 치유에는 한계가 있다. 암증이라는 병증은 벗어났지만 건강상
태를 유지해야 재발되지 않을 것이다. 삶이라는 현실에서 다른 사례
처럼 재발될 확률도 높은 상태이다.

암증 추정자의 한방치료사례 5. 담낭 및 신장암증 추정자의 진료:
몸의 한계점을 느끼며

[환자] 여, 45세

[초진일] 201*년 *월

[증상]

외래진료 시 훼손된 형상을 보고 심신이 지쳐서 한계점에 도달한 상황이라 입원 치료하였다. 원래 암증의 병증을 발생과정에서 환자도 자각하며 느끼는 경우가 적지 않은데 스스로 체력 및 몸의 컨디션 상태가 어느 한계점에 도달하여 '더 이상 물러서면 큰일이 나겠구나'를 체감하였다고 한다.

[진찰 결과]

좌측 중침안 시 1, 3지가 주로 잡히나 (체질맥상) 2지도 잡히기도 하는데 강침안 시 우리하면서 훼손된 삽규(澁刼)의 작은 맥상으로 나타나기를 치료 기간 동안 회복되지 않고 지속되었다. 이는 단지 일시적인 훼손상태가 아님을 의미한다. 환자의 증상도 소변불리(小便不利)증과 부종(浮腫)의 증후를 자주 느끼고 불편해 하고 소화장애도 느끼었다.

환자의 환경은 암증을 만들어내기에 충분했다. 남편의 사업 실패와 보증문제로 집이 경매에 넘어가고 재산이 탕진되어 시골로 이사를 가고 생활이 궁핍하게 되었다. 게다가 환자는 태음인 신-방광경락에 병변 발생이 쉬운 체질이고 걱정과 근심이 지나쳐 신장 경락을 억울시켜 병변을 야기한 것으로 보인다. 3개월간 치료하였지만 암증은 완치되지 않은 상태로 아직 남아 있다.

암증 추정자의 한방치료사례 6. 간담(肝膽) 암증의 병증

[환자] 여, 50대

[초진일] 201*년 *월

[증상]

등, 어깨, 허리 등이 아파서 내원하였는데 비습한 태음인 체질로 심신허로도 겹쳐서 입원 치료하였다.

[진찰 결과]

등, 어깨 부위 또한 비습한데 운동부족 등으로 경직성 상태로 놓여 있다. 태음인 체질로 다부지고 강인한 상이다. 좌측의 중침 시(中沈時) 1, 3지 위주로 상처받고 울체된 기운이 지속적으로 느끼어진다. 간담 부위의 암증 맥으로 보인다. 어느 정도 심적으로 정리가 된 상태인지 상담을 통해 암이 발생할 수밖에 없는 구체적인 과거사를 솔직히 들을 수 있었다. 누적되어 한계점에 도달한 상태라서 과거부터 당하여 온 삶을 밖으로 드러낸 것이라 본다. 아마도 발생은 수년 전으로 보이고 현재 진행 중이라서 수년 이내 진단되리라 본다. 치료는 어떻게 해야 할지 다소 고민이다.

◇ 간담(肝膽)의 암증맥

좌측의 2지가 간담(肝膽)의 맥이지만 실제 임상에서 보면 좌측 1, 2, 3지의 중침안 시 현긴하면서 훼손된 상태의 맥상으로 암증이 나타난다. 이는 암의 발생이 어떻게 이루어지는지를 보여주고 있다. 다시 말해서 간화(肝火)의 울체(鬱滯) 상태인 중침 시 현긴(弦緊)의 맥상이 유지되다가 한계점에 이르러 병증이 나타나고 있는 것으로 추측된다.

암증 추정자의 한방치료사례 7. 한 종양자의 치료

[환자] 여, 70세

[초진일] 2010년 8월 이후 현재(11년 6월) 치료 중

[양방진단상황]

　개인의원의 내과에서 기도 인후부의 1cm 전후 종양진단을 받고 종합병원 진단을 몇 차례 권유받았다.

[진찰일, 암의 발생동기]

　의지와 생활력이 강인한 분으로 어렵고 힘든 생활을 잘 이겨 오신 분이다. 그런데 나이가 들면서 심신기운이 다소 떨어지던 중 4년 전 집안에 충격적인 일들이 동시에 있었다. 하나는 자녀가 암 추정진단을 받았는데 그 충격으로 1개월 사이에 4~5kg 체중감소가 일어나면서 심신 훼손이 컸다. 그리고 남편마저 지병으로 눕게 되었고 친정에서도 좋지 않은 일이 일어나는 등 안 좋은 정황이 동시에 일어나자 중병이 들 수밖에 없었던 것이다.

[치료과정]

　1. 체질침은 수양2형+신사방 ↔ 수양2형으로 시작시지한다.
　2. 처방한약은 가감향소산 및 향소산가 상황

　◇ 치료의 한계

　치유되는가 싶더니 다시 시작되고 병은 깊어진다. 노년의 심신 훼손상태는 병증 치유의 어려움을 말해준다. 수년간 이런 상태로 진행될 수도 있어 보인다(다행히 그 뒤 치유되었다).

암증 추정자의 한방치료사례 8. 유방암 및 신장 난소 전신암증 말기 근접 중 한방치료

[환자] 여, 40대

[내원일] 201*년 *월

[증상]

우측의 흉상복부의 통증을 느끼고 견비통도 느낀다면서 혹시 자신이 암이 아닌지 걱정하고 내원하였다.

[진찰 과정과 결과]

1. 좌·우맥이 삽규(澁釦)한 상태가 부중침 시 역력하고 유근하지만 근(根)까지 손상을 입어서 난치성 상태에 접근된 상태로 직감되었다. 또한 좌측 3지의 병맥의 원인이 하초의 장기(난소주변)에서 기시(起時)한 것으로 추정되었다.
2. 침증은 목양1+신사 담사방까지에 이르러 난치증 상태이다.
3. 환자에게 '종양이 형성되어 있다'고 말하고 그 이상은 논하지 못했으며 양방진단을 받기를 권유하였다.

[1차 양방진단의 결과]

산부인과에서 초음파 검사를 실시하고 내원, 좌측에 작은 것 우측에 1.5cm 정도 종괴가 발견되어 대학병원의 정밀검사를 의뢰받았는데 이후 대학병원에서도 재차 양성 진단을 받았다.

[기타]

1. 초진 시 환자에게 종양이 있음을 알리고 암증이지만 암이라고는

말할 수 없었다. 그래서 양방진단을 받게 하였다.

2. 만약 재진으로 추후 암이 진단되면 어려울 것으로 보인다. 현재 한방치료 중이며 완치를 보장할 수 있는 상태는 아니지만 치유 가능성은 있다.

암증 추정자의 한방치료사례 9. 신장암에서 방광암으로
전이되는 과정

[환자] 남, 50대

[내원일] 201*년 *월

[양방치료상황]

최근 2개월 전 양방 종합건강검진상 건강양호 판정.

[진맥상황]

좌 · 우맥에서 강침안 시 3지의 미세삽한 기운이 감지된다. 외측이
라서 신장 맥으로 보이며 신장의 암증이 추정된다.

[예후]

1. 현상 유지 시 장기생존 5년 전후의 위중한 상태로 전이가 되었
   을 것이라 추정된다[근거: 맥 및 침증(목양1+신사방), 생명의지
   력 등에 의거].

2. 치료 시 결과를 예측할 수 없었다. 선천적인 허약함이 심한 분인
   데 의지력이 비교할 수 없을 정도로 강건했다. 그러나 이미 병
   증, 병사, 병변을 허용한 상태라서 어떻게 될지 알 수 없다.

[기타]

1. 환자 및 보호자에게 6개월간 치료가 필요하고 1개월 단위로 내
   원하여 점검하기로 했다.

2. 만약 2, 3개월간 차도가 없으면 1, 2개월간 집중 치료할 예정으
   로 치료를 시작하였다. 치료는 약물 및 식이요법, 그리고 과로

삼가 자중할 것을 위주로 하였다.

3. 6개월이 지나 병증은 1/5 정도로 줄어들어 그 기시만 남아 있었
   다. 그리고 그 뒤 8개월이 되어 소실(消失)되었다.

암증 추정자의 한방치료사례 10. 폐암 2~3기 전후 추정

[환자] 여, 60대

[내원일] 201* 년 *월

[내원경유 및 양방치료상황]

1. 만성 기침이 수개월간 지속되어 내원

2. 기침으로 양약 복용 중, 최근 건강검진상 정상 판정

[현재 진맥상황]

태음인 목양 맥으로 좌·우맥 1지 삽울(澁鬱)이 확연하여 폐암의 증후이다. 목양1+신사 담사방에 이르고 병변이 확연하여 아마도 폐암 2~3기 정도에 이른 것으로 추정된다.

[본원의 과거력]

과거 2년 전 진찰 시 병이 중하여 치료를 당부하였다. 매주 1, 2회 내원하여 5개월간 장기 치료하였으나 근치하지 못하고 이내 치료를 중단하였다.

[예후]

1. 태음인 목양체질로 좌·우맥이 유근하고 근건하여 수년간 생명을 유지할 수 있다.

2. 지난 2년간 치료과정에서 살펴 상담해 본바, 병의 원인이 과거 수십 년 동안 삶의 과정에서 노정된 상처와 힘든 일들이 연속선상에 있기에 병이 완고하고 고착된 것이라서 완치, 근치는 어렵지 않을까 추정된다.

암증 추정자의 한방치료사례 11. 양성 추정, 그러나 악성말기
추정

[환자] 남, 60대

[내원일] 201*년 *월

[내원경유]

발목이 금이 간 이후 불편하고 아프지 않은 데가 없다 하며 내원,
지난해 교통사고 및 심근경색 등으로 수술하였다.

[양방치료상황]

최근 위에서 양성으로 추정되는 종양이 발견되고 폐에도 발견되나
결핵은 아니고 암도 아닌 것 같다고 한다.

[현재 진맥상황]

수양맥진으로 불량한데 우측은 유근하여 나으나 좌측은 3지 미흡
함이 크다. 좌측 3지의 진맥상 강침안 시 유근하지 못하고 미약하며
삽울한 것이 만성 노화성 암증이 완고하게 자리 잡고 있어 보이며 위
(胃)의 종양은 신장에서 기시하여 전이된 것으로 위를 타고 폐까지
미친 것으로 보인다.

[예후]

1. 자연 상태에서 수년은 생존 가능하다고 여겨진다.
2. 생명력이 미약하여 양방치료로 불가능하고 양방치료 시 부작용
   및 악화가 우려된다.

[이후 병원의 검사결과]

양방검사상 이번에는 폐의 상태는 사라졌는데 위(胃)의 다른 곳에서 생겼다면서 수술을 권유한다고 한다. 악질적인 불량한 세균에 의한 것이라면서 수술을 권유하였다.

암증 추정자의 한방치료사례 12. 양성종양수술자, 임파선 전신암 추정

[환자] 여, 40대

[내원일] 201*년 *월

[양방치료상황]

작년 갑상선 양성종양 제거, 담낭제거 및 자궁용종 3개 제거술 등 수술을 3번 시술한 경험

[현재 진맥상황]

소양인 토양맥진 좌·우맥 손상 훼손상태 병이 위중한 상태이다. 현재 상태가 순수한 양성의 병증상태만 유발하는 것이 아니라 악성 병증을 유지하고 있어 전신성 임파선 암증과 유사한 상태로 추정된다.

[예후]

수년간 생명 유지 가능, 하지만 위중하여 악화 전변 시에는 장기 생명유지가 어려울 수 있다.

[기타]

1. 환자의 상처받은 사유와 그 병든 기간을 말하고 상담을 2, 3회 실시하였는데, 환자는 동료에게 그 사실을 알려 나보고 무슨 점 보는 것 같다고 하며 어떻게 진맥만으로 마음(상처)상태의 내용 과 그 시기 등을 알 수 있느냐고 하면서 진맥에 그것이 나오느 냐고 의심하였다.
2. '수년간 생존 가능하다'는 것은 긍정적인 의미이지만 그 내용에 는 그 이상은 생존이 어렵다는 우려가 포함되어 있다. 병(암)은

한번 발생하면 대부분 자연 소실되지 않으며, 어느 시점을 지나
면 불치 상태로 되어 어떤 치료로도 회복불가능하다.

암의 진단 연구과정

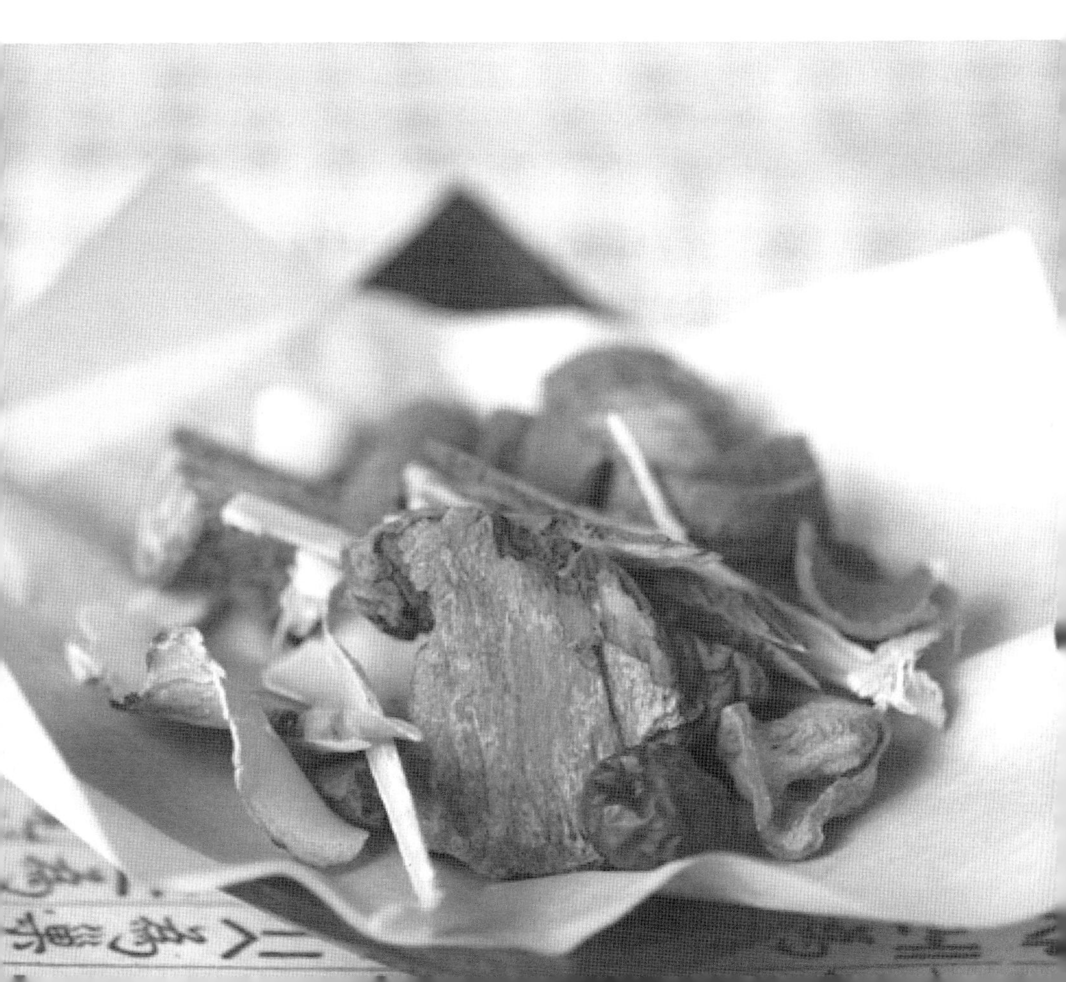

암의 진단 연구과정

1. 암을 어떻게 진단하게 되었는가?

결론부터 말하면 암을 진단하고자 진실로 결심하였고 될 것이라고 확신하였기 때문에 가능하였다. 한 마음을 품고 정진하였는데 '진인사대천명(盡人事待天命)'이라는 말처럼 노력 앞에서는 불가능이란 없다는 것을 경험하였다. 그리고 원한다면 한의사라면 누구나 가능할 수 있다고 본다.

암(癌)과의 인연은 지난 1988년 익산의 한 성당에서 열린 자연건강회의 건강수련강좌에 참여한 한 암환자를 접하고서이다. 당시 '왜 좋은 병원을 놓아두고 어렵게 이곳에서 고생할까?' 하는 의아스러움이 있었지만, 24년이 지난 지금까지도 암환자의 현실은 동일하게 지속되고 있다.

1992년 개원 이후 몇 분의 암환자를 보았고, 그 가운데는 큰 효과도 보았지만 미천한 지식을 다하여 활용할 뿐이었다. 그러던 중 1996년경 지인(知人)이 폐암의 진단을 받았을 때, 그분을 미연에 진단하지 못했다는 자책과 함께 '반드시 한의학적 암 진단을 이루어야겠다'는 결심을 하였다. 이런 계기가 되어 마음을 내어 관심을 갖던 차에 1998년의 마지막 날 한의원 근처 노인회장이 내원하였다. 전신에서 병사(病邪)가 극심하여 심각한 암증의 발현을 앞두고 있음을 느꼈다. 노화에 병이 중한 상태라서 단순한 암이 아니라, 암 발현이 곧 불치 사망에 이를 수 있는 상태라 어떤 처방도 해주지 못하고 상담만 하고 되돌려 보냈다. 다시 3개월 후 경부(頸部)에 계란크기의 종양이 발견되었고 재차 보호자에게 어떠한 치료도 의미와 가치가 없음을 알렸다. 그 후 양방병원의 진단과 관리를 받다가 몇 개월도 채 되지 않아 운명했다. 이는 최초의 미발현(未發顯) 암의 진단이었다.

암은 일반 질환자와 다르게 강하고 독한 병사(病邪)를 지니고 있다. 먼저 현대의학에서 진단된 암환자의 진찰을 통해서 그 병사를 파악하였고 이의 누적 과정에서 역으로 병사를 통해서 암의 유무와 상태를 추정할 수 있었다. 이렇게 기 측정(氣 測定)을 통해 암환자를 진단하게 되어 1998년, 1999년에 연이어 동자추를 이용한 논고를 발표하였다. 그 뒤 한의학적 암 진단 및 치료의 가능성을 알리고자 하는 조바심에, 비록 미진하지만, 몇 년간의 암환자의 임상 사례를 모아 2003년에는 『암환자의 임상사례집』을 출판하였다. 당시 암환자의 진료를 책으로 공개하는 것은 하나의 실험이며 도전이었다. 만약 기(氣)의 측정(測定)(그것도 동자추를 매개로 한)으로 진단하고 다른 망진(望診), 복진(腹診) 특히 맥진(脈診)으로 일정한 견해와 진단의 체계를 갖추지 못했다면 당시 임상사례집을 발간하기 어려웠을 것이다. 기 측정을 통한 임상 진단과 치료를 메리디안, SA-3000P, 자율신경반응기나 양방의료기기 다른 도구로 어느 정도는 객관화할 수도 있겠지만 대중적인 이해는 불가능하기 때문이다. 알다시피 기 측정은 주관적이고 기공적(氣功的) 능력문제로 전통적인 사진(四診)위주의 한의학 관점에서 볼 때에도 불충분한 면이 있다.

17년 전 개원 초 '환자를 스승으로 여기라'는 한 선생님의 뜻을 따라 환자로부터 망진(望診), 맥진(脈診)을 스스로 익혀왔다. 그 과정에 우리 양생법의 심신수련과 그동안 임상경험을 통해서 일정하게 망진(望診)의 진찰법 터득과 기 측정(氣 測定), 동자추를 이용한 진단을 하게 되면서 생명현상을 보는 눈이 크게 변화하게 되었다.

맥진도 마찬가지로 양방적인 병명의 상태를 알고 맥진상황과 부합하는 경험이 누적되어갔다. 예를 들면 지방간일 때, 일정 이상으로 좋지 않으면 좌측 간 맥에서 중한시 현활맥이 분명하게 촉지된다. 간염의 경우에는 안정 상태로 아무런 영향을 미치지 않을 때는 무관하지만 급성이나 진행(악화) 중일 때는 간 맥에서 촉(促)하거나 우리하게 울리거나 긴(緊)하거나 하면서 병사가 촉지된다. 암의 경우에서도 마찬가지로 먼저 양방병원에서 암환자로 진단된 사람들의 상태를 비교하면서 각 장기의 암증일 때 맥상은 어떻게 변화되는가를 알게 되었고, 그 역으로 맥을 통해서 암의 진행과 악화, 호전상태를 파악할 수 있었다. 즉, 현대의학의 도움이 아니었다면 진찰할 수 있는 역량을 얻는 일은 불가능한 일이었다고 본다.

체질 확진, 오장육부(五臟六腑)의 병소(病所)·체질(體質)·약증(藥症)·침증(鍼證)을 진단할 수 있게 되었고, 암(癌)의 유무(有無), 병소(病所), 조기진단(早期診斷) 및 발현 이전의 상태를 파악하기 시작하였다. 경험이 누적되면서 예후(豫後), 생사(生死) 및 치료(治療)의 가능성 진단이 또한 정확성을 가지게 되면서 크게 자신감이 생겼다. 그러나 한계도 있었다. 이는 과거 전통한의학으로 볼 때 기 측정(氣 測定)은 객관적으로 인정되는 바가 극히 드물어 밖으로 드러낼 경우에는 논란의 여지가 있기 때문이기도 하였다.

1992년 개원 시부터 진맥(診脈)을 매일 꾸준히 하였고, 1995년도 체질맥진을 익히면서 날마다 수십 명에서 백여 명까지 진맥한 경험과 2000년 암증(癌症)의 맥진상태파악을 하게 되었고, 이후 맥진(脈診)의 진단으로 어느 정도의 수준까지 진단할 수 있게 되어 밖으로 밝히게 되었다. 이에 2004년 가을과 겨울에 서울, 대전, 광주에서 임상맥진 및 치료사례를 발표하였다. 세미나 발표 이후 2005년에는 한의사 교육생을 모집하여 1년 동안 사상과 맥진을 중심으로 교육을 진행하였다. 그 과정을 정리하여 『임상맥진강좌입문』(2007년도 발행)이 출판되었다.

맥진(脈診)은 한의사는 익숙하고 일반 의료인에게는 생소하겠지만 본인이 익힌 내용은 체질 맥과 병증 맥을 결합한 것이다. 맥진을 중심으로 체질(體質), 약증(藥症), 침증(鍼症)의 진단과 병(암)의 발생초기의 암 발현 진단, 예후, 심리적 변화 파악을 할 수 있어 그 일부를 맥진강좌책 등에 공개하였다.

2. 맥진(脈診)을 통한 암의 진단

1) 맥진에 대하여

맥진은 그 사람의 상태를 반영하는 것이다. 상태라 함은 심신(心身)을 모두 말한다. 심(心)이란 단지 칠정(七情: 감정)만을 나타내지 않으며 정신(精神)[의식(意識)]도 일부 포함한다. 의식의 일부분은 'SA－3000P'라는 의료기기(?)로 일부 측정되어진다. 신(身)이란 물질적 몸의 상태 중 무엇보다 뇌와 오장육부를 알 수 있다. 이로써 심신 즉, 의식과 마음(心) 그리고 오장육부(五臟六腑)는 하나로 통합되어 맥상으로 나타나 체질 생리·병리, 병인, 병변, 병소, 병 깊이, 병사를 반영하므로 맥진을 통해서 이를 진단할 수 있게 된다. 기혈, 담음, 선·후천 기운도 어느 정도 파악할 수 있는 것이 맥진이다.

맥진은 이렇게 사람의 전체를 진찰하는 데 가장 중요한 정보와 단서를 파악할 수 있는 것 중 하나이다. 역으로 보면 그 사람의 심신 전체를 얼마나 잘 이해하고 있느냐에 따라 맥진의 느낌이 달라질 수 있다. 곧 '맥진을 통해서 얼마나 잘 진찰하는가?'는 '그 사람을 얼마나 이해하느냐'와 직접적인 관련이 있다.

사람에 대해 폭넓게 이해를 하면 할수록 진단이 수월해지는 것을 느낀다. 만약 사람에 대한 이해가 좁아지면 어떤 진단이든 어려워지고 불가능하게 보인다. 맥진(脈診)이 뜻대로 되지 않은 경우는 사람의 생리(生理)·병리(病理)·심상(心想)·병상(病狀)·병증(病症)·약증(藥症)·예증(豫症)을 잘 파악하지 못하고 있기 때문일 수도 있다. 사람의 생리와 병리를 잘 알고 생명현상의 이해가 깊을수록 맥진 또한 잘

할 수 있을 것이다.

또한 하나의 진단[예로 망진(望診)]을 잘하게 되면 다른 진단(예로 腹診이나 舌診)은 연이어서 잘하게 되는데 이는 병증이 하나로 연결되어 나타나기 때문이다. 그래서 하나의 질병[예로 위울(胃鬱)증, 혹 위암(胃癌)]을 치료하게 되면 다른 질환(예로 간울증 혹 간암)도 치료할 가능성이 높아진다. 나아가 의사가 자신을 진단하지 못하면 결국 남도 진단하지 못한다. 그러므로 자신에 대한 폭넓은 이해와 통찰의 경험이 환자의 진단영역을 확장하는 데에도 도움이 될 것이다.

맥진(脈診)도 기 측정(氣 測定)과 어느 한 부분에서는 같다는 사실이다. 망진(望診)이나 동자추나 손끝에 와 닿는 맥상(脈象)은 모두 느낌을 감지하는 것이다. 심신수련자가 기 측정(氣 測定)을 잘못하면 맥진(脈診)도 그렇게 잘할 수 없을 것이라는 사실을 깨달았다. 또한 그 반대의 경우도 맥진을 잘하는 의사가 심신수련을 하면 쉽게 기 측정(氣 測定)을 할 수 있을 것이다.

맥진(脈診)을 비롯한 한의학 사진(四診)진단을 객관적으로 검증하는 것은 외부 양방의학 차원에서도 어려운 면이 없지 않으나, 우리 한의사에게 맥진(脈診)의 소견이란 전통적 가치이며 인정되는 보편적 객관성을 지니고 있다. 더욱이 칠정(七情), 병상(病狀), 병의 경중, 예후, 생사는 맥진(脈診)을 통하지 않고 진단하는 데 한계가 있음을 느낀다. 망진(望診), 그리고 설진(舌診), 복진(腹診)과 통합하여 망진(望診)을 시행할 경우에는 보다 합리적이고 정확한 진단이 이루어질 수 있다. 즉, 맥진(脈診)이 빠진 상태에는 한계가 있으며 오류를 범하기 쉽다. 맥진을 통해서 체질(體質)을 분명히 판별할 수 있으며, 병소와 병소의 상황, 그리고 병변의 병인, 진행 상태, 현재 심리적 상태와 예후를 파악하거나 파악하는데 중요한 단서를 제공한다.

2) 암환자 치료에서 맥진의 가치

(1) 전일적(全一的), 전신적(全身的), 통합적(統合的) 진단으로서의 가치

암은 대체로 전신성(全身性)을 나타내는 질환(全身疾患)이므로 치료에서 한 국소(局所)만이 아니라 국소 부위를 포함한 전신적 건강회복, 심신의 건강회복이 요구된다. 마찬가지로 진단에서 국소의 병발(病發) 부위의 상태를 보고 회복 및 악화 정도, 예후를 평가하고 진단(診斷)할 수도 있겠지만 더 중요한 것은 이를 가능하게 하는 전신적, 전일적인 건강상태를 평가하는 진단체계이다.

개인적인 경험으로 볼 때 분명한 사실은 암 치료에서 전신적(全身的)인 건강회복이 되지 않으면 초기암(初期癌) 이상(以上)의 암환자는 국소적(局所的) 치료로는 암증(癌證)이 낫지 않고 잠복해 있거나 곧 발현되는 경우가 대부분이었다. 또한 양방의학에서 말기 암(末期癌) 불치(不治) 상태로 진단된 경우를 보더라도 일정 기간 생존하는 이유 또한 자연이치에 합당한 전신적 건강회복의 관점을 가진 한의학의 이론체계에 따른 치료를 하였거나 그와 같은 생활을 하였기 때문이라 생각된다.

이렇게 암 치료를 위해서 전신적인 건강회복을 가능할 수 있게 하는 것이 중요하므로 환자의 현재 국소(局所)상태의 진단도 중요하나 전체 내장 상태의 진단이 이루어져야 한다. 그에 합당한 치료방법(약물, 침구, 기타 자연요법 등)을 통해서 국소(局所)의 병변(病變)이 해결되기 위한 전신적 건강회복이 먼저 이루어져야 한다.

환자가 현재 지닌 전신적인 건강상태를 진단하는 것은 사진(四診)에 포함된 것으로써, 맥진(脈診)은 병증(病症)의 상태(狀態)·부위(部位)·기혈(氣血)·정기신(精氣神)·오장육부(五臟六腑)의 허실(虛實)·성쇠(盛衰)를 포함하여 보다 구체적이고 실증적인 정보를 제공함으로써 환자의 건강상태를 종합적으로 평가할 수 있다. 이는 아직 세계의학의 체계에도 없는 것으로 여겨지는 가치로서 인류의 귀중한 문화유산이다.

(2) 암 치료 과정에서 매 시기의 중요한 정보를 제공하여 적절한 치료를 수행할 수 있게 한다

암환자의 병증(病症)은 고정된 것이 아니며 살아있는 생명 그 자체로서 변화한다. 특히 악화되어 진행성을 나타낼 때나 말기상황에서는 그 시기에 합당한 치료의 방법(상담, 약물, 침구, 혹 심신수련, 기타 자연치유 방법 등)의 변경이 요구된다. 악화되는 과정에서 적절하지 못한 대응은 곧 위험한 상태에 이르게 한다. 어떤 경우에는 하루하루 변화가 있기도 하는데 이러한 상태 변화, 심리 변화를 파악하는 것을 매번 의료기기를 통해서 할 수는 없으며, 할 수 있는 기기 또한 거의 존재하지 않는다. 그러므로 의사의 직관과 통합된 진단 체계에서 환자를 파악하여 적절한 치료, 상담을 통해 악화를 막을 수 있어야 치료의 성공을 얻을 수 있다.

환자의 현재 병증이 진행 중[악화(惡化) 중(↘)]이거나 혹은 회복 중(回復) 중(↗)]인지 혹은 유지(維持)(→)하는지를 파악하는 데 맥진(脈診)이 결합되지 않으면 불가능할 정도이다. 말기 암(末期癌) 환자의 관리에서는 맥진이 필수적으로 중요한 역할을 수행한다. 인체 뇌(腦),

내장[오장육부(五臟六腑)]의 생기(生氣)[생명력(生命力)]가 반응하는 맥진은 암환자, 특히 말기 암의 예후를 측정하는 데 필요한 정보를 제공한다.

(3) 암 치료 과정에서 상태 및 예후를 예측하게 한다

맥진으로 본 생기(生氣), 생명력(生命力) 상태의 측정은 그 환자의 현재 생명유지능력을 말하는 것으로 어떤 특별한 경험을 한다면 크게 변화할 수 있지만 일상적인 조건에서는 일정한 상태와 내용을 유지한다. 맥진을 통해서 현재 환자의 상태가 중(重) ⇔ 위중(危重) ⇔ 위독(危篤)의 각 부분 어디에 놓여 있는지 상황을 파악할 수 있으며 한계를 갖는 생명력의 여분을 측정할 수도 있다. 불문(不問)진단으로서의 맥진은 말기 암환자의 경우, 장기 생존이나 예후 보장, 혹은 반대의 경우로 악화 위독(危篤)한 상태의 진단도 가능하다.

특히 생사(生死)의 진단에서 맥진은 보다 정확한 모습으로 의사에게 정보를 제공한다. 본인의 경험을 보더라도 생사 및 예후의 진단은 '망진(望診)이나 추를 통한 기 측정(氣 測定)'보다 '망진(望診)과 결합된 맥진(脈診)'을 통해서 한 진단이며, 특히 생사(生死)의 정확한 진단은 맥진(脈診)이 아니고는 불가능할 정도이다. 양방의학에서 발생하는 암환자의 생사(生死)진단의 오류를 극복할 수 있는 현존하는 유일한 도구라면 맥진(脈診)일 것이다.

3) 맥진 사례의 이해를 돕기 위하여

한의사가 아닌 경우에는 말할 것도 없고 한의사라고 하여도 평소

사상의학과 체질 맥에 대한 관심이 적거나, 다른 방편으로 치료에 임하는 분이라면 맥진 설명이 이해가 잘되지 않을 것이다.

이에 이해를 돕기 위해서 간략히 설명하자면, 건강 상태를 나누는 방법은 여러 가지가 있으나 대략적으로 '건강인 ⇒ 반 건강 상태(경증(輕症)) ⇒ 질병 상태(중등도 초증(初症)>중등도(中等度) 중증(中症)>중증(重症)>위중(危重)>위독(危篤)>) ⇒ 운명'으로 구분할 수 있다. 소음인(少陰人) 맥진을 예로 들자면, 건강 맥은 완맥(緩脈)>반 건강(半 健康)맥은 완(緩)하면서 약간 약(弱), 혹 활부(滑浮) 혹 세긴(細緊)>중등도 맥은 완약(緩弱), 완(緩)하면서 약간 허약(虛弱), 부(浮)하면서 허약(虛弱)>세약(細弱: 중등도), 침세약 부실(沈細弱 不實)>중증 맥은 침세(沈(細) 혹 미(微)) 약부완 부충(弱不緩 不充) 혹 허산(虛散)한 기운, 혹 부대무력삭(浮大無力數)>위중 맥은 미약부정(微弱不定) 허삽부정(虛澁不定), 결대맥(結大脈)>위독한 상태에서는 욕절맥(欲切脈)으로 나누어 볼 수 있다(소음인의 모든 환자가 그렇지는 않지만 대체로 그러하다).

* 건강인 ⇒ 반 건강상태(輕症) ⇒ 질병 상태(중등도 초증>중등도 중증>중증>위중>위독
* 건강[완맥(緩脈) ⇒ 반건강(緩弱)중등도(緩弱甚, 緩虛弱)> 세허약(細虛弱), 침세약(沈細弱)>중증, (침약(沈弱), 부허(浮虛))>위중, 미약부정(微弱不定) 삽규부정(澁芤不定) 결대맥(結大脈)>위독, 욕절맥(欲切脈)].

모든 환자의 병상(病狀)이 이렇다는 것은 아니지만 맥으로 경중(輕重)을 나누어 보는 한 예로 상정한 것이다.

좀 더 설명하자면(맥진은 소음인(少陰人) 체질 위주),

(1) 건강인(健康人): 완(緩: 不强不虛, 不散不堅, 不浮不沈, 不滑不澁)한
    상태가 건강한 맥이다. 이때의 상태는 기혈충실(氣血充實)하여
    사람의 자각적인 증상이 전혀 혹은 거의 없거나 아주 가벼운
    경우로, 양방병원 검사상 내과적으로 전혀 병증상태가 없으며
    한의학에서도 오장육부의 병사(病邪)가 없어 약침이 필요 없는
    충실한 상태이다. 굳이 약을 복용하겠다면 약증으로는 팔물군
    자탕(八物君子湯)증을 예로 들겠다.

(2) 반 건강인(半 健康人): 이보다 약간 약해진 상태 완(緩)> 완하나
    조금 약(弱)한 상태로 그 약(弱)한 정도에 따라 진단을 용이하게
    하기 위해서 단계(−1~−5)로 나누어 볼 수도 있다. 또한 활(滑)
    부실(不實)(+1~+3) 혹 활약(滑弱)(−1~−3) 혹은 경우에 따라 세
    긴(細緊), 활현(滑弦)한 현상을 나타낼 때도 마찬가지이다. 이때
    는 단순히 기허(氣虛)증 상태[緩弱脈(−1~−2)]이거나 기울(氣
    鬱)[細緊脈] 상한 맥(傷寒 脈)[浮緩數, 浮滑數脈兼] 상태로 약증을
    보자면 보중익기탕(補中益氣湯), 향소산(香蘇散), 황기계지탕(黃
    芪桂枝湯), 천궁계지탕(川芎桂枝湯)을 들 수 있다. 이때도 양방진
    단에서는 감기(感氣)상태 이외에 병증(病症)은 잘 발견되지 않는
    상태이다.

(3) 중등도(中等度) 초증(初症): 단순한 기허(氣虛), 혈허(血虛), 기울
    (氣鬱) 상태를 지나서 허손(虛損)이 깊어지니 중등도 맥 완 허약

(緩 虛弱: −3~−5)>세 허약(細 虛弱), 침 세약(沈 細弱) 침 완약(沈 緩弱)의 상태에서는 피로감 누적, 감기가 들어도 쉽게 낫지 않으며 가벼운 만성 비염, 위염, 간염 등의 염증상태를 간혹 나타내 보일 수도 있다. 약증으로 보면 보중익기탕(補中益氣湯)이나 황기계지탕(黃芪桂枝湯)을 지나며 승양익기탕(升陽益氣湯), 황기계지부자탕(黃芪桂枝附子湯) 등에 해당된다. 대체로 이 상태에서 피로감, 결림 등으로 병의원을 찾기 시작하는 상태이다.

(4) 중등도(中等度) 중증(中症): 만성 피로, 가벼운 만성 염증 상태에서 과로(過勞), 사려과다(思慮過多), 섭생불리(攝生不利)로 말미암아 병증(病症)이 나타나면서 맥(脈)의 세약허(細弱虛)함이 심해져서 부실부완(不實不緩)한 망양초증(亡陽初症) 상태로 양방검사상 대체로 만성적 질병[혹은 염증(炎症)]상태를 나타내 보이는 단계이다. 쉽게 자연회복이 되지 않아서 환자 스스로 병증을 느끼게 되어 좀 더 적극적으로 자주 병의원을 찾아다니는 상태이다. 이 상태에서 과격한 스트레스, 칠정상(七情傷)은 세포변성을 가져와 암증(癌證)이 유발될 수도 있는 즉, 병의 깊이로 보면, 암 초기(初期) 정도에 해당할 수 있는 건강상태이다. 약증으로 보면 승양익기부자탕(升陽益氣附子湯)이나 관계부자이중탕(官桂附子理中湯) 정도이다.

(5) 중증(重症): 질병에서 섭생부정(攝生不定)하여 상태가 지속될 경우, 예로 만성염증의 지속은 기혈허손(氣血虛損)이 심화되어 병증 악화와 더불어 고착되는 경향이 나타나서 좌우 양맥이 모두

맥세약허(脈細弱虛)가 심해지고, 만성피로 중증 또한 지속되며 어떤 병이 와도 쉽게 대증요법으로는 낫지 않는 상태가 된다. 다시 말해 치료하고자 할 경우 잘 낫지 않아 병원을 전전하게 되는 상태이다.

또한 암증상태일 때는 초기(初期)이거나 중기(中期) 상태에 해당되는 경우라 할 수 있다. 불임(不姙), 간경화(肝硬化)가 일정상태 이하, 신부전증 초기를 지나는 단계, 심장 부정맥으로 증상의 발현 상태, 뇌졸중을 유발할 수 있는 가능성과 그 전후 등 병증상태를 유발할 수 있는 시기이다.

(6) 위중(危重): 중증상태에서 잘못된 섭생지속, 약물이나 처치의 부작용 등으로 인해 악화된 상태로 미약부정(微弱不定), 삽규부정(澁芤不定)하거나 결대맥(結大脈)도 나타나니 예후 심히 중하므로 필히 심신(心身)의 안정(安定)을 유지하여야 회복의 가능성이 열릴 수 있는 상태로 암증의 경우는 중기(中期)를 지나는 상태이거나 말기(末期)에 해당되는 상태이다.

(7) 위독(危毒): 위중(危重)한 상태에서 특별한 안정가료 상태를 유지하기 위한 적절한 조치가 이루어지지 않으면 자연적으로 위독한 상태에 이른다. 위중맥(危重脈)의 미약부정(微弱不定), 삽규부정(澁芤不定), 한편에서는 결대맥(結大脈)이 나타나 욕절맥(欲切脈)한 상태로 나타난다. 또한 어떤 치료를 하여도 소생하기 힘든 상태이다. 중복상한(重複傷寒), 상심(傷心)으로 부맥(浮脈)이 나타나도 부실(不實)·산(散)하고 중침 시(中沈時) 무력유약

허(無力濡弱虛), 무근(無根)하게 나타난다. 이때는 암증(癌證)의 말기(末期)를 초중말증(初中末症)으로 나누면 초증(初症)을 지난 중증(中症) ⇒ 말증(末症) 상태로서 필히 안정하여 적절한 치료 관리로 남은 생명력을 유지, 보존하는 일이 좋은 방책이라 여겨진다. 나아가 죽음을 준비하는 시간이 필요하다.

이를 토대로 보면, 맥완(脈緩), 완실(緩實)한 건강한 상태의 맥상(脈象)에서 멀어질수록 병은 깊어져 가는 것이며, 건강하게 맥이 완(緩)하고 일정(一定)한 기운 상태로 근접하면 할수록 건강은 회복한다고 알 수 있다. 그러므로 치료과정에서 맥진을 살펴서 그 사람이 회복하고 있는지 혹은 악화되고 있는지, 그 정보를 얻을 수 있으며 이를 토대로 치료의 방향, 예후 상태를 정할 수 있다.

4) 1기의 암과 진단

(1) 건강인의 '국소(局所)의 암'은 1기(期) 정도의 상태에서 진맥상 잘 나타나지 않는다. 물론 1기를 이루기 전인 암증(癌證)의 병사(病邪)는 감지되기도 하고 맥진으로도 나타나기도 한다. 과거에는 진맥상 나타나지 않았는데 국소적(局所的) 암은 암이라고 말할 수 없을 정도로 미약한 상태이기 때문이었고 맥진도 그리하였다. 예를 들어 내시경상, 식도(食道), 위(胃), 자궁경부(子宮頸部) 등은 진단할 수 있으나 장기내에 보이지 않은 부분에서 발생할 경우에는 PET나 일체 정형화된 의학적인 검사상 전혀 감지되지 않을 수도 있다. 국소 암(癌)이 실제 있지만 다른 부위

에 없을 뿐 아니라 전이(轉移)의 가능성도 거의 없는 경우이다. 이런 경우라면 대체로 자연히 치유되거나 수개월 내 치유될 수도 있다. 즉, 수술이나 기타 치료로 능히 회복할 수 있는 것으로 다른 질환보다 오히려 더 가벼운 상태일 수도 있는 경우이다(암은 여러 성질과 종류가 있다는 것을 염두에 둘 필요가 있다. 그 사람의 조건, 상태를 그대로 반영하는 하나의 질병상태이다).

다시 말해서 능통하지 않으면, 1기의 국소 암이 맥으로 나타나지 않은 이유는 그 국소 부분에만 극히 작은 암(癌)이 존재하기 때문에 장부(臟腑)를 통과해 오는 혈맥에 전달되지 않아 결국 맥상으로 전달되지 않기 때문이다. 물론 모든 1기의 암이 그렇지는 않는데 발생 초기의 1기 상태는 그렇다고 하여도 수개월이 지난 경우에는 맥진(脈診)상 감지(感知)될 수 있다. 이때는 고정된 1기라고 보아야 하며 2기로 전이되어 갈 준비가 된 상태라고 볼 것이다.

맥으로 나타나지 않는 암의 진단은 대체적인 방법을 사용하여 가늠할 수는 있다. 암(癌)의 사진(寫眞)과 동조현상을 보아 암을 추정할 수 있는 파동 측정(波動測定)이나 사진동조 현상의 병사기(病邪 氣)의 기 측정(氣 測定)을 이용하여 국소의 암(癌) 상태 유무(有無)를 추정할 수 있다. 이 과정은 침증(鍼證)이나 약증(藥證)을 같이 살펴서 병의 깊이와 상황을 종합, 분석할 수 있다. 물론 사진(寫眞)동조상 암반응이 양성으로 나타난다고 하여 그것이 반드시 암일 것이라고 추정할 수 없다. 다른 변수도 존재하기 때문이다. 또한 나타나지 않는다고 하여 암이 아니라고

말할 수 없다. 파동, 기적인 상황에서 어느 정도 분별할 수 있
지만 모두가 반응하는 것은 아니기 때문이다.

(2) 암증(癌證)을 갖는 경우에는 국소적인 1기라고 하여도 암맥(癌
脈)으로 진단된다. 필자는 암증이라는 용어를 만들어서 사용한
다. 또 암맥이라는 단어도 만들었다. 용어를 만들 수밖에 없었
던 것은 암은 전이성(轉移性) 질환인 경우가 대부분이며, 현대
적 암 진단이 국소(局所)에만 매몰되어 진짜 암이 발현되는 전
신 전이된 상태의 진단을 간혹 놓치기 때문이다. 암 수술 이후
암증이 제거되지 않았는데 치유되었다고 여기다가 재발하는
경우도 흔하다. 판별된 국소부위의 암(癌)만이 아니라 다른 부
위에서도 암이 존재하는 경우도 있는데, 임파나 혈액 혹은 경
락을 따라서 여러 장기 내에 암세포가 존재하는 상황이 존재하
기 때문에 암증(癌證)이라는 말을 사용하게 되었다. 정확히 현
대진단상 암 진단이 되지 않더라도 실제 암이 존재하거나 암으
로 발현될 수 있는 상황을 말한다. 이러한 경우에는 비록 1기,
2기라고 하여도 암증(癌證) 자체가 제거, 소멸되지 않으면 수술
요법이나 다른 요법을 통해서 그 국소 암이 실제 소실되었다고
하여도 (잠재된 미발견의 암증으로 인해서) 곧 재발할 가능성
이 높다. 효과적인 재발방지를 위해서는 1차적으로 잠재된 암
증이나 미발현된 암증을 발견하는 것이 요구된다.

3. 『외과정의(外科精義)』에 나타난 맥진(脈診)을 통한 종양 진단

종양에 대한 맥진(脈診)의 기록은 외과의서(外科醫書)인 『외과정의(外科精義)』를 보면 자세히 기술된 것을 볼 수 있다. 이 의서를 중심으로 간략히 살펴보겠다.

1) 맥진의 중요성

종양에서 맥진의 중요함을 말하였는데, '맥자 의지대업야(脈者 醫之大業也)'라 하여 '진맥(眞麥)하지 않으면 어떻게 음양(陰陽), 용겁(勇怯), 혈기(血氣)의 취산(聚散)을 알 수 있겠는가? 창종(瘡腫)을 치료하는 데에 있어 진맥(診脈)의 도(道)는 빠뜨릴 수 없는 것이다'라고 하여 26맥의 창양(瘡瘍)의 주병(主病)과 각 창종(瘡腫)의 맥진(脈診)을 자세히 논하였다.

2) 내부 종양의 진단, 맥진(脈診)만으로 가능하다

당시는 암 진단기기가 전혀 없는 시대라, 내장(內臟)의 창(瘡)과 저(疽)를 진단할 방법을 설명하였는데, '장부(臟腑)와 장위(腸胃)에 창(瘡)과 저(疽)가 있다면 그 질환은 드러나지 않고 보이지도 않고 손으로도 만져지지 않기 때문에 지극히 진료(診療)가 어려우므로 이때에는 맥(脈)을 진단(診斷)함으로써만이 그에 대한 구별을 할 수 있다'고 하였다.

3) 발병 예진 맥

창종(瘡腫) 즉, 종양의 발병을 예진할 수 있는 맥에 대해 책 중간에 간간이 설명하였다. 그 예로 '맥이 부산(浮數)하여 마땅히 발열(發熱)할 것이나 반대로 오한(惡寒)하게 되면 이는 비록 두항강급(頭項强急)하고 사지번동(四肢煩疼)하거나 다시 전율(戰慄)하고 갈증(渴症)이 심하게 나타나고 통처(痛處)에 창종(瘡腫)이 발(發)하려고 하는 것'이라고 했다.

'현홍(弦洪)이 상박(相搏)하는 맥(脈)은 외사(外部)는 울체(鬱滯)되어 긴장(緊張)되어 있고, 내부(內部)는 열(熱)이 있는 것으로 창저(瘡疽)가 발(發)하려는 것이다.'

'맥(脈)이 홍대(洪大)한 것은 창저(瘡疽)의 병이 진행(進行)되는 것이다.'

폐저폐위법(肺疽肺痿法)에서 '농(膿) 있는지 여부를 알고자 한다면, 그 맥을 진단하여 알 수 있으니 맥이 약간 긴(緊)하면서 삭(數)한 것은 아직 농(膿)이 없는 것이고… 긴맥(緊脈)이 심(甚)하고 삭(數)하면 농(膿)이 이미 성화(成化)한 것'이라고 하였다.

4) 진맥 없는 외치(外治)의 비판

맥진(脈診)을 하지 않음으로 인해 위해(危害)한 치료를 하는 것을 비판하였는데, '부인(婦人)·소아(小兒)·풍과(風科)에서는 반드시 먼저 진맥(診脈)을 하고 난 후(後)에 증(證)에 대해 약을 처방하나, 유독 창과(瘡科)에서는 그 脈候(맥후)를 진찰하지 않고 오로지 그 외부(外部)만 치(治)하려고 공(攻)하는 경우가 많았다'라고 하였다.

5) 불치 맥(不治 脈)

‘형(形)과 기(氣)가 서로 어긋나거나 색이 윤택하지 않으면서 맥이 사시(四時)에 역(逆)하거나 혹 맥(脈)이 실(實)한데 더욱 견해지는 것’, ‘누(瘻: 농처)에 농(膿)이 많거나 마치 청즙(清汁)과 같고 맥(脈)이 활대 산(滑大散)하며 오열(寒熱)이 있고 갈증(渴症)을 발(發)하는 자’, ‘한쪽이 절(絶)한 것은 불수(不遂)이고 모두 절(絶)한 것은 불치(不治)가 된다’ 등을 기록하였다.

그 외 의서 중 ‘임상사례집’으로 맥진 소견을 참조하여 맥(脈)이 가지는 의미를 자세히 기록한 『醫學衷中參西錄』이 있는데 그 중에서 종양(腫瘍), 징가(癥瘕)의 한 부분을 찾아보면

① “산후 癥瘕가 있는 경우”에 “脈診해 보니 左部가 沈弦하고 右部가 沈澁하며”, 發病은 “産後惡露로 衝任에 癥瘕가 결성되었다”라고 하였다.

⇒ 맥진기록의 左脈의 沈弦하는 것은 裏病 氣血鬱滯 病重함을 알 수 있고, 다른 한쪽인 右脈이 沈澁한 것은 氣滯血瘀하여 病症(腫瘍=癥瘕)이 病發한 것을 알 수 있다.

② “血閉로 癥瘕가 된 경우”에는 “좌・우맥이 모두 弦細하면서 無力하였고 1息六至라 하였는데 이 癥瘕의 발생 원인이 虛勞(무력맥) ‘無月經상태로 癥瘕가 형성’되어 마땅히 먼저 그 虛勞치료를 주로 하고 癥瘕를 제거하는 약을 보조해야 한다”고 하였다.

⇒ 맥이 弦細하는 것은 氣滯鬱로 癌症이라 보기 어려우나 無力하고 數하여 虛勞하나 病邪壅盛한 症이 發病 中임을 추정할 수 있다.

4. 암에 관한 소견

1) 암의 원인

암의 주된 발병 원인은 외부적 요소인 암 발현 물질보다는 질병의 병변 상태와 칠정상(七情傷)의 영향인 내적요인이라고 생각된다. 칠정상을 포함하여 장기간에 걸친 완고(完固)한 혈기 울체로 내장장기의 병변 상태에서 암은 발현되는 것으로 보인다. 이는 선천적 유전 소인이 주된 병인인 소아암에서도 나타난다. 다시 말해서 양방의학에서 암 발생 요소인 내적 요소로 유전자 돌연변이를 말하는데 이런 변화를 가져올 수 있는 것은 주로 칠정 손상 및 질병과 관련된 병변 상황에서 비롯된다. 발현(發顯) 과정은 병증의 누적 및 잠복상태에서 내외적 인자(칠정상, 或 과로, 或 발암물질)가 촉매 역할을 수행한다.

2) 암의 발현 및 발생 기간

세포의 암화(癌化) 병변과정은 십 년 이상 소요된다는 학설이 있으나 임상에서 볼 때 수년 혹은 수개월 이내에서도 발생되는 경우도 있다. 이는 환자가 평소 어떤 병증, 병변 상태에 놓여있는가와 밀접한 연관이 있다. 또한 암증 상태에 근접해 있다면 단 1~2개월의 유해한 자극에 의해 발암화 할 수 있는데, 병증 상태가 깊으면 초기가 아니라 중기, 혹은 말기상태로 나타나기도 한다.

3) 암의 진단

아직까지 양방의 암 진단은 완벽하지 않다. 최근 한국소비자보호원의 발표에 따르면, 암 관련 의료분쟁 신청 총 154건 중에 113건(73%)이 오진사례였다고 하며, 전체 암 관련 오진 비율이 대략 5~10% 정도라는 보고도 있다. PET 진단이나 유전자 진단이라 하여도 확진은 아니며 병발의 원인 진행기간, 병색의 깊이, 다른 장기로 전이 가능성, 병중 정도, 생명 유지력, 예후 등의 상태를 의료기기로 진단한다는 것은 분명한 한계가 있다. 장기적인 의학발전을 위해 국가적으로 이를 진단할 수 있는 방법(예로 한의학 진단)을 계발, 발전시켜야 할 필요가 있다.

암 진단 경험에서 한계와 오류도 있었으나 암의 유무, 부위, 상태 정도를 대부분 파악하였으며, 무엇보다 중요한 것은 한의학으로 암 유무를 떠나서 병인과 병소, 병변상태 그리고 병중의 깊이 및 생명력 유여 정도를 진단하였다. 이를 통해서 완치가능 여부, 치료방법 및 치료기간, 생존기간 등을 예측하거나 결정할 수 있다. 암 치유의 가능성 및 어떤 치료법 시행 전후 비교 그리고 단 1~2개월 내 시한부 말기 암 불치환자의 치료에서 1년 이상 생존을 보증할 수 있는 것 또한 가능하였다.

4) 암의 상태

대개 초기(初期) 환자는 병색 및 병증이 가벼운 경증이고, 중기(中期) 환자는 치료는 가능하나 완치가 어려운 중증 상태이다. 말기(末期)

환자는 불치 상태인 경우와 치료를 통해 장기 생존이 가능한 상태로 반반이었다. 무엇보다 중요한 것은 한의학적 분류에 의한 건강 및 병증 단계의 상태가 있는데 이에 따라 생명 에너지의 양(생명력), 증상, 증후, 상태가 있으며, 호전(好轉) · 유지(維持) · 악화(惡化) · 치유(治癒) 의 진행되는 모습이 각 병증 단계에 따라서 명확한 모습을 보이었다.

5) 암의 치료

(1) 암은 불치병은 아니다, 암은 무엇보다 치료법이 중요하다

암 초기는 물론 중기도 치료 가능한 상태이고 말기에서도 치유 가능한 상태가 있는데, 말기 초중 상태에서는 치유 여부를 떠나서 2~3년 이상 생존한다. 그럼에도 불구하고 암을 불치병이라고 한 것은 '암=말기 암'을 연상하여 초 · 중기에서도 불치, 난치라 여긴다. 그러나 치료방법에 따라서 불치사망, 치유(완치) 및 장기생존의 여부는 달라진다. 다시 말해서 환자의 입장에서 보면, 암 진단 전후에 '환자가 어떤 치료법을 선택하는가?'는 어떤 경우에는 자신의 생사가 달린 문제이기도 하다.

(2) 암 치료에서 한의학도 우수한 성과를 나타낼 가능성이 있다

그동안 많은 수의 암환자를 치료한 것은 아니지만, 진단 · 치료에서 일정 부분 탁월하다는 것을 느낀다. 초기 및 중기 환자가 생기가 유여할 때에는 대부분 완치가능하며, 불치 말기 암환자의 관리치료 또한 장기 생존이라는 일정하고 뛰어난 성과를 보였다. 앞으로 한의학의 암 진단 · 치료영역이 크게 발전되리라 예상하며, 이는 한의학의 정확한 진단과 적절한 치료에 의해서 가능할 것이다.

6) 암환자의 예후

　암환자의 예후란 크게 보면 완치가능성, 장기생존가능성, 회복불가능, 예후불허불량상태 등으로 나눌 수 있다. 이러한 암환자의 예후는 환자상태인 병기와 함께 병증깊이인 병변단계, 정기(원기≒생기)의 유여 정도, 환자의 의지 그리고 치료방법과 더불어 보호자 및 주변 환경에 따라 좌우된다.
　암 치료 과정에서 '치유가능성은 환자의 뇌·내장병소의 병변, 병증상태가 개선되어 건강한 뇌와 내장으로 회복할 수 있는가'에 달려 있다고 할 때, 치료 방법보다 더욱 중요한 것은 주체인 환자가 얼마나 회복을 위해서 의지를 세우고 심신을 모으는가이다.

7) 암은 아직 미완의 연구대상이다

　100% 정확한 진단, 확연히 효과적인 치료법으로 공인된 의학은 없으며 암은 연구대상이라고 알려져 있다. 암 치료 중심인 양방의학의 암 치료는 불행하게도 아직까지 묘연한 것이 사실이다.
　또한 대중뿐만 아니라 암 전문 연구자도 무지하며 오해를 하고 있는 현실이다. 이는 암의 발생과정이나 원인, 병소, 상태, 깊이, 예후 등을 진단하지 못하는 의료체계에서 비롯된 편중된 지식과 아직 암을 진단하지 못한 의료연구자이기 때문이라 여겨진다. 한의학이 양방의학의 불충분한 진단과 치료를 보완할 수 있겠지만, 아직 대중화된 암 진단, 치료의 한의학은 없다. 그러므로 연구, 발전시켜 국가적으로 인정받고, 한의학의 세계화에 기여할 수 있도록 내외적인 노력이 요구된다.

8) 암과 체질

체질과 연관을 살펴보면, 소음인(少陰人)의 경우에는 기혈허손(기허 ⇒ 양허)과 기체상태를 겸하다가 누적되면 양허(陽虛) 혈허(血虛)상태로 종양이 발생하거나 신기억울이 누적된 상태에서, 위장허냉이 심할 경우에 종양상태를 만드는 경향이 있다. 소양인(少陽人)의 경우에는 심화상충과 신허손으로 심신불교한 상태에서 심화항염하여 열울화독으로 종창이 발생하거나 혈허 ⇒ 혈담 ⇒ 혈열, 담습울 ⇒ 어혈(瘀血) 어독(瘀毒)으로 적취, 창양상태로 나타나는 듯하며, 태음인(太陰人)의 경우를 보면 간기울체 누적과 심화과정에서 발생되거나 조직 내 담음유주의 누적으로 종양을 형성하는 듯하다.

발생부위가 체질별 장부 대소에 의해 소음인, 소양인은 확연히 편차를 보이며 나타났으며, 태음인은 비록 폐소간대하나 내외상하좌우가 실하여 병소가 편중되지 않음을 볼 수 있었다. 각 체질에 따른 발병 요인도 각기 차이 있어 보인다. 소음인은 일시적인 과음도 발암(특히 위암 초기)의 계기가 되며, 사려과다는 사려상비(思慮傷脾)를 가져와 암증 발현의 촉매제 및 악화의 상황을 연출한다.

하지만 태음인은 과음이나 사려과다에 대해서는 특히 강한 인내와 해결 의지를 가지고 있어 발암화하거나 악화되는데 요인으로 작용하는 것은 아닌 듯하다. 반대로 상심과 배신에 따른 상처(傷肺)를 잘 견디지 못하여 이로 인해 병발되는 경우를 본다. 소양인은 심화·신허가 주된 발병 요인이자 악화상태를 만드는 주범이기도 하다.

또한 각 체질은 장부 대소의 영향 속에서 발생되고 전이, 악화되며 치료에서도 마찬가지로 직접적 연관 속에서 치유되는 것으로 보인다. 특히 사상체질보다는 8체질의 장부대소에 따라서 병변의 발생과 전이 및 진행을 나타내는 모습을 보인다. 이에 대한 구체적인 기전에 대해서는 환자의 체질 생리 및 병인, 과거력, 가정환경 등 전반적인 이해를 통해서 파악이 가능한데, 체질별의 발생상황과 발생기전, 치유의 관점에 대한 소견은 차후 기회가 되면 밝히고자 한다.

9) 한의학 암 진단 치료의 장점

(1) 암의 원인을 파악할 수 있다

암은 하나의 질병으로 세포에서 마지막 병변단계일 뿐 아니라 한의학의 병증단계에서도 중한 상태이다. 암의 구체적인 원인을 파악하고 치료하는 것은 근치(根治)에 도달하기 위해서 필수적일 뿐 아니라 치료과정에서 나타나는 여러 가지 변수를 관할하는데 일조한다. 암환자를 보면 암은 분명한 원인을 가지고 발생하며, 진행되고 있는 것이 목격된다. 그 원인은 유전이라는 선천지기(先天之氣), 오래 지속된 칠정과 관련된 마음·의식의 상처지속, 일정하게 불건강한 생활습관이나 마음 자세, 주변 환경의 좋지 않은 영향 등이다. 어느 특정한 부위에 발생한 암이거나 혈액암이라 하여도 장부의 병증과 관련된 병인이 존재하며, 진단 및 상담과정에 특정 환경적·정신적 위해 요소를 확인할 수 있다.

덧붙여 병기, 병소만의 문제가 아닌 병증의 상태는 환자 치료의 지침(指針)과 방향(方向)과 치료방법(治療方法)을 세우는 데 주의를 기울여야 한다. 근원처와 진행가능 부위를 파악하는 것은 어떤 병증(病證) 상태에서 진행되는가를 진단하는 것으로 가능한데, 이로써 초기 근본 병인(根本病因)과 병소(病所)와 현재 발생하게 된 병발원인과 병소를 파악할 수 있다. 이러한 환자 병발(病發) 전후의 병증상태를 진단하지 못하는 한계는 곧 오치를 초래하는데 대증 암 치료에서 빈번하게 일어나는 일이다.

(2) 병증의 깊이와 진행 상태를 파악할 수 있다

암의 유무와 병기 단계는 양방병원에서 진단·결정되는 상황이지만, 같은 병기라 하여도 병증의 깊이가 달라서 치료방법, 예후가 달라진다. 또한 병인을 판별하여 예로 암 2기라 하여도 체질과 전체 오장육부의 상태, 병증에 따라서 이후 경험하는 바가 다르다. 다양한 환자의 상태에 대한 예측은 한의학 진단으로 가능하다.

현재 어떤 상태인지[안정유지(安定維持) 中 장기생존가능, 或 진행 악화(進行惡化) 中 적극적인 치료필요, 或 다른 장기전이(臟器轉移) 中 악화로 예후불량, 或 자연 호전(自然 好轉) 中 장기생존 및 완치가능]를 진단하는 것은 암 치료과정에 가장 중요한 부분이다.

(3) 병증에 따른 단계별 진단과 치료를 할 수 있다

병명, 병기, 병소, 병증과 관련하여 진찰하면 건강의 경중을 알 수 있다. 병의 경중에 따라 건강단계를 분류, 파악하면 단계별 치료를 할 수 있다.

병의 경중 단계를,

① 병의 깊이에 따라 경증(輕症) ->중등도(中等度: 初·中·末症)
   중증(重症) ->위중(危重) ->위독(危篤)으로 나누어 진단하고 치료
   한다.

② 상태와 체질에 따라 병증 깊이에 따른 약증(藥症), 침증(鍼症)상
   태를 1~10단계로 나누어 진찰하여 병증 단계를 진단함으로써
   치료과정에서 병의 진행, 악화(惡化), 호전(好轉), 유지(維持) 등
   상태를 객관적으로 진찰하여 보다 분명한 예후를 알 수 있다.

(4) 말기 환자를 다스릴 수 있다

말기 암이라고 하여도 모두가 시한부 인생인 것은 아니다. 드물지
만 발생하는 암 유무(有無)나 병기(病期)의 오진(誤診)을 판별하여 치
유할 수 있다. 또한 병 깊이와 생기유여 정도, 의지 정도 등을 고려하
여 초·중·말(初·中·末)로 나누어 치료하면 양방에서 포기한 환자
도 치유하거나 관리할 수 있다.

말기 초증(初症): 회복이 가능, 장기 생존가능
말기 중증(中症): 장기 생존 모색
말기 말증(末症): 본원 치료로 회복 불가능

(5) 변화하는 상황에 따라 적절한 조언과 치료를 할 수 있다

암 중기(中期)를 넘어선 경우 특히 말기 말증에 이른 분은 하루 사

이에 증상이나 상태가 변할 수 있다. 암에서 회복되거나 생명을 유지하기 위해서는 변화하는 증상과 상태에 맞는 처치(處置)가 필수적이다. 그때마다 현대적 검사를 시행할 경우에는 막대한 의료비 소모에 비해 얻어진 내용은 실질적인 도움을 받는 데 미흡할 수 있으며 때로는 필요한 시기에 적절한 대처가 늦어 버릴 수 있다. 한의학은 사진(四診)에 의한 진찰을 통해 현재 증상, 상태를 진단하여 그에 맞는 치료를 시행할 수 있다. 다시 말해 변화하는 상태를 정확히 진찰함으로써 그에 맞게 상담하여 침, 약, 그 외 대체·자연요법 등을 조언받고 선택하여 치료할 수 있다.

(6) 예후를 파악할 수 있다

중기, 말기의 상태와 치료법에 따른 예후 파악이 필요하다. 적절하지 못한 예후평가는 환자에게 큰 실망과 돌이키기 어려운 해악을 끼칠 수 있다. 한의학은 병소, 병증, 체질(유전), 상태, 심리, 가족, 환경 등 전체 심신 및 오장육부의 진단을 통해서 환자의 예후를 미리 추정하여 그에 합당한 처치를 하도록 도울 수 있다.

(7) 체질과 상태에 맞는 건강식품 및 건강요법을 조언한다

암환자의 치료와 건강관리에서 중요한 것은 생명유지와 건강 회복을 위한 전신적 요법이 체질과 상태에 맞게 적절해야 한다. 현실은 체질과 상태를 모르고 무분별하게 건강식품을 복용하거나 부적절한 건강요법을 시행하여 오히려 건강을 악화시키는 경우가 적지 않다. 한의학의 체질 및 몸 상태의 총체적 진단을 통해서 적절한 건강식품이나 요법을 평가하여 조언할 수 있다.

부언 : 효과적인 암 치유를 위한 조언

1. 암이 불치병이라고 불리는 이유로는 여러 가지가 있다

첫째, 현 의학계에서 지난 40년간 암을 연구하였는데 유전자의 돌연변이를 되돌릴 수 없다는 결론에 도달하였다. 보이는 암세포만 보고 연구한다면 아마 100년이 지나도 마찬가지일 것이다. 둘째, 병변이 너무 깊다는 점이다. 다른 질환보다 병변이 깊고 심한 경우에는 확산, 전이, 악화가 빨라서 손을 쓰기도 어렵다. 셋째, 일정 크기 이상 암 세포가 자라게 되면 수술로 제거하기 힘들다. 수술로 제거하는 것이 암의 치료에서 가장 효과적이지만 일정 크기 이상이거나 전이된 상태에서는 수술의 의미가 없다. 넷째, 암 자체를 정확히 진단하기 어렵다. 수술로 제거하고 완치되었다고 하였으나 채 1, 2년도 되지 않아 재발하는 경우를 종종 볼 수 있다.

오늘날 의학이 크게 발전했음에도 불구하고 암의 치료를 어렵게 생각하는 이유는 암과 환자에 대해서 아직 잘 모르고 있으며 생명의 이치에 대해 아직 미흡한 상태이거나 그것을 경시하기 때문이다. 다음은 암 치료의 가능성에 대한 내용이다.

1) 유전자의 돌연변이가 만들어낸 훼손과 상처에 상응하는 보상이 이루어지면 유전자는 회복의 틀을 갖게 된다. 이는 손실된 물질적인 에너지 차원은 물론, 심리적인 뉘우침과 깨달음도 포함되어 유전자의 변화를 가져올 수 있다.

2) 모든 암환자가 병변이 깊지는 않다는 사실이다. 병증의 깊이가 초기에서 말기로 갈수록 깊어지는 것은 분명하고 말기에 이르면 치유가 불가능할 정도로 악화된 상황이라는 것에 동의를 한다. 하지만 그 이전에는 충분히 회복 가능한 병증, 병변 상태가 있으며 말기에서도 드물지만 그러한 경우가 있다.

3) 수술을 통하여 완치를 이루어 낼 수 없다면 생명 유지를 위한, 생존을 보장하는 장기적인 의료행위를 해야 한다. 생명력을 파괴하여 고통과 불행으로 이어지는 일은 이제 줄여가야 한다.

4) 암의 진단에서 한의학적인 방법을 겸하여 현 양방진단을 보완한다면 완벽한 진단이 되어 오치 없는 치료를 행할 수 있을 것이다.

물론 치유는 쉽지 않다. 효과적인 치료만으로 해결될 병증이 있지만, 환자의 의지 혹은 보호자의 도움 없이는 불가능한 병증상태도 존재한다. 암을 이겨내기 위해서 특히 예전의 상태로 되돌리기 위해서는 그 보상으로 아주 강력한 큰 사랑과 자기 결단의 에너지가 요구되는 경우도 있다. 물질적인 치료로 치유가 가능한 상태임에도 불구하고, 악화될 수 있는 불량한 주변조건에 놓인 경우는 어떤 치료로도 효과가 없음은 자명하다. '+∝(추가적인 치유방법)'가 필요하다.

2. 암이 치유될 수 있다?

이는 치유된 사람이 증명하고 있다. 그럼 어떻게 치유되는가? 다양한 방법을 통해서 치유가 가능하다. 암이 특별하고 분명한 이유에 의해서 발생하듯 치유도 우연히 되지는 않는다. 어떤 암환자라 하여도 그에 따르는 발암의 병인자(病因子)가 분명하게 존재하는 것을 보인다. 그와 마찬가지로 회복하는 것도 추정할 수 있는 합당한 치유의 과정을 통해서 이루어진다.

의사의 입장에서 환자의 회복상황을 볼 때, 가장 효과적인 치료는 무엇인가? 결론은 의사의 지시에 잘 따르는 것과 환자 스스로 변화하려는 의지 그리고 보호자의 도움이다. 또 환자의 상태에 따라 각기 다른 심신의 에너지와 조건변화, 환경변화가 필요하다. 치료성과가 높은 환자와 그렇지 못한 환자의 차이는 의사의 지시를 얼마나 성실히 따랐는가에 의해 좌우되는 것이 현실이다. 치유된 경우는 단지 병이 가벼워서 혹은 생명력이 강인해서만이 아니라 의사와 치료법에 대한 절대적인 신뢰가 있었기에 가능한 것이다. 의사와 치료법을 신뢰하지 않고는 어떻게 효과적인 상승이 일어나겠는가?

결국 환자가 변해야 한다. 모든 환자가 해당하지는 않지만, 생활습관이나 자세가 극적으로 변화되어야 할 상황이 있다. 병을 낳는 습관과 자세를 버리지 않는 한, 병은 지속적으로 생성되어 악화될 수밖에 없다. 또한 보호자의 도움이 절대적으로 영향을 미친다. 외부의 간섭과 실없는 조언을 차단해야 하며 한 길로 치료를 받도록 지지하고 후원하여야 한다. 혼자의 힘으로 암을 치유한 사람도 있지만, 치료가 어려운 상태에서 보호자의 지원을 받아 회복 가능한 상태로 호전되었고 그리고 치유된 경험도 보았다. 우리는 혼자 살고 있는 것 같지만 생명체는 혼자서 살아가는 것이 아니다.

치유를 위해서는,

1) 먼저 환자의 상태를 보다 정확하고 자세하게 알아야 한다

발병 부위, 발현 시기, 전이의 정도, 악화되는 병세, 장부의 병변 및 병증의 상태, 체질 등의 상황을 알아야 그에 합당한 치료방향과 건강 관리 요령을 수립할 수 있기 때문이다. 잘 알지 못한 상황에서 치료 의 방향을 정하고 몸을 맡기며, 이런 저런 건강법과 건강식품을 복용 하는 것은 의미가 없을 뿐 아니라 악화로 가는 지름길이다. 이런 경 우는 차라리 모르는 것이 약이다. 오치(誤治)보다는 모르는 것이 더 고통이 없고 더 오래 사는 길이다.

2) 환자의 상태와 상황에 알맞은 치료를 행해야 한다

진단에 근거하여 환자의 상태에 합당한 치료를 행해야 치유의 가 능성이 있다. 다른 병도 그렇지만 암은 생사를 다투는 질환이므로 매 시기 보다 정확한 진단과 그 시기 상태에 맞는 최적의 치료를 받아야 만 치유가 가능하다. 오판과 오치의 결과는 자명하다. 오늘날 암 치료 의 현실이 어떤 상황인지 좀 더 분명하고 꼼꼼히 살피고 자각하여 대 처하시길 당부드린다. 치료에 따라서 생사가 단 몇 개월 내에 바뀔 수 있다.

3) 환자의 의지와 힘을 길러야 한다

회복이 가능한 몸의 상태에서 치유는 의학적인 치료법이 아닌, 환자 자신에게 달려 있다. 자신의 운명을 책임지고 끝까지 최선을 다하여 치료하겠다는 신심(信心)을 가져야 한다. 그리고 몸의 회복을 위해 생명력을 증진시키는 치료와 건강법, 건강식품을 선택하여야 한다.

몸을 쓸데없이 훼손시키면서 암을 치료할 수는 없다. 치료할 사람은 의사가 아니라 바로 환자 자신이다. 자신의 몸을 소중히 여기고 그 소중한 몸을 함부로 훼손하는 치료를 선택하지 않아야 한다. 환자 스스로 몸을 귀하게 여기며 그 몸의 건강성과 생명을 위한 가장 좋은 방법을 선택하고 행해야 한다. 자신을 대신할 사람은 아무도 없다. 암 치유를 통해서 새로운 인생을 사시길 두 손 모아 기도한다.

4) 우리 (한)의사는 자신이 치료하는 방법이 진정으로 환자의 건강회복 및 치유에 도움이 되는지 늘 평가하고 깊이 연구해야 한다. 그리고 더 나은 치료가 있다면 그것을 배우거나 환자에게 도움을 주어야 한다. 의사의 원래 본분대로.

참고문헌

1. 1998년 암 관련 논문 발표 이전

김경호, 「종양의발생원인및기전과예방에관한문헌적고찰」, 원광대석사논문, 1997.

김상보, 『한국의 음식문화생활사』, 광문각, 1997, 390~449쪽.

김숙희 외, 『식생활과 건강』, 신광출판사, 1997, 161-167쪽.

김영준, 『사랑받는 세포는 암을 이긴다』, 두레시대, 1997, 14~64쪽.

김영희 외, 『영양과 건강』, 청구문화사, 1997, 193~209쪽.

김일훈, 『신약』, 광제원, 1990, 31~123, 356~367쪽.

김현오 외, 『식생활관리』, 광문각, 1997, 9~119, 239~264쪽.

미국상원영양문제특별위원회, 『잘못된 식생활이 성인병을 만든다』, 형성사, 1990.

박인상, 『동의사상요결』, 소나무, 1990.

서울대학교의과대학, 『종양학』, 1986.

송형익 외, 『식품위생학』, 지구문화사, 1995, 203~249쪽, 281~330쪽.

신재용, 『한국인의 건강식』, 동화문화사, 1990.

안규석 외, 『동의병리학』, 고문사, 1990, 13~77쪽.

유엔사회개발연구소, 벌거벗은 나라들(세계화가 남긴 것)』, 한송, 1996, 50~54쪽.

이연, 『의학입문』.

이이화, 『우리겨레의전통생활』, 여강출판사, 1993, 179~206쪽.

이제마, 『동의수세보원』, 여강출판사, 1994.

이종찬, 『서양의학의 두 얼굴』, 한울, 1992, 6~79쪽.

장개빈, 『경악전서』 제2권, 일중사, 1992, 486~497쪽.

장두석, 『민족생활의학』, 정신세계사, 1994.

장두석, 『사람을 살리는 단식』, 정신세계사, 1997.

장두석, 『사람을 살리는 생채식』, 정신세계사, 2000.

전세열 외, 『新식사요법』, 광문각, 1995, 349~366쪽.

정수부, 『고칠 수 있는 암·고칠 수 없는 암』, 청산, 1995.

조미자 외, 『한국 전통식품과 조리』, 효일문화사, 1997, 25~39, 48~105쪽.

조선혜, 『기적을 일으키는 식이요법』, 일요신문사, 1997, 335~351쪽.

채범석, 『고급영양학(영양학의최신정보)』, 아카데미서적, 1996, 411~414쪽.

최승훈, 『동의종양학』, 행림출판사, 1995, 13~42쪽.

한남주, 『석당이기한의학』, 의성당, 1992, 510~512, 541~542쪽.

한종현 외, 「익모초가 암세포에 미치는 영향」, 『18회 한의학 학술대회발표논
    문집』, 1996.

허준, 『동의보감』.

현대건강연구회, 『암 예방과 치료법』, 태을출판사, 1995.

KBS문화사업단, 『생로병사의 비밀』, 1997.

KBS건강 365, 『생로병사의 비밀』, 97년 1월호/건강한 장수 이제부터 소식이다,
    97년 2월호/암을 정복하라, 97년 7월호/대체의학이 뜨고 있다, 97년 12
    월호/항산화벽이 튼튼하면 성인병은 없다, 98년 4월호/나도 모르게 진
    행되는 암 알아내기.

『원광한의대 개교 25주년기념 국제학술대회논문집』, 1997.

『의종금감하권(옹저총론가)』, 인민위생출판사, 1982.

『한방형상의학적 임상』, 152, 161, 164, 173~180, 183쪽.

『황제내경 소문·영추』, 동양의학연구원출판부, 1985.

곤도 마코토, 『암 바르게 알고 제대로 고친다』, 동아일보사, 1995.

곤도 마코토, 『암과 싸우지 말라』, 한송, 1996.

이마무라 고이치, 『암을 정복한 25인의 증언』, 건강다이제스트사, 1996.

하루야마 시게오, 『뇌내혁명』, 사람과 책, 1996.

하야시 하지메, 『동양의학은 서양의학을 뒤엎을 것인가』, 보광재, 1996, 9~81쪽.

노먼 커즌즈, 『불치병은 없다』, 정신문화사, 1995.

마빈 해리스, 『음식문화의 수수께끼』, 한길사, 1998, 13~52쪽.

마하트마 간디, 『위대한 영혼의 스승이 보낸 93통의 편지』, 지식공작소, 1998,
    439~483쪽.

미셸 푸코, 『임상의학의 탄생』, 인간사랑, 1996, 3~57쪽.
브렌트 키드먼, 『암 영양요법』, 건강다이제스트사, 1997.
앤드류 윌, 『최상의 건강으로 가는 8주간의 전략』, 홍익출판사, 1997, 257~262쪽.
앤드류 와일, 『자연치유』, 정신세계사, 1996.
이반 일리히, 『병원이 병을 만든다』, 형성사, 1987.
히포크라테스, 『의학이야기』, 서해문집, 1998.

2. 1998년 이후 2007년까지

고창순, 『암에 절대 기죽지 말라』, 동아일보사, 2006.
김용수, 『삼단계 암치료법』, 황금두뇌, 2002.
김평자, 『암에 좋은 진수성찬』, 웅진리빙하우스, 2007.
문구 외, 『암 동서의 결합치료』, 원광대학교 출판국, 1999.
박종욱, 『암 아는 만큼 이긴다』, 넥서스BOOKS, 2005.
백남선, 『암 알아야 이긴다』, 홍신문화사, 2002.
오홍근, 『자연치료의학』, 정한PNP, 2003.
유인기, 『암 예방 일곱 가지』, 갈릴리, 2003.
이영숙, 『암은 정복된다』, 제이프로, 1999.
이찬영, 『알기 쉬운 암의학』, 단국대학교출판부.
임종호, 『불치병은 원래 없다』, 월드출판사, 2006.
전세일 외, 『새로운의학, 새로운삶』, 창작과비평사, 2000.
전홍준, 『완전한 몸, 완전한 마음, 완전한 생명』, 에디터, 1998.
조종관, 『수레바퀴 암치료법』, 다정북스, 2004.
조종관, 『한방임상종양학』, 주민, 2005.
조종관 · 유화승, 『한의학의 암치료 기술』, 의성당, 2006.
최옥병, 『암정복 성공비결 10』, 건강신문사, 2003.
최원철, 『생명에는 동서가 따로 없다』, 제이프로, 1999.
최희석, 『암환자의 임상사례집』, 지성계, 2003.
한만청, 『암과 싸우지 말고 친구가 돼라』, 2001.
다페이 시가스, 『야채스프 건강법』, 으뜸사, 2003.
모리시다, 『암의 자연요법』, 태웅출판사, 1999.
모리시타 게이이치, 『자연의학의 기초』, 태웅출판사, 2003.
야기타 아키쿠니, 『암세포가 없어졌다』, 자유문화사, 1998.
에모토 마사루, 『생명은 답을 알고 있다』, (주)엔분의 일, 2005.

우류 료스케, 『유쾌한 쾌요법』, 에디터, 2004.
兪雲, 『암은 진맥과 침 · 뜸으로 치료된다』, 의성당, 2002.
히라이와 마사키, 『암 의사가 알 수 있는 것 · 환자만이 할 수 있는 것』, 국일
        미디어, 2002.
루이스 L. 헤이, 『치유』, 나들목, 2007.
사이언 그리피스, 『미래는 어떻게 오는가?』, 가야넷, 2000.
훌다 레게 클락, 『암 낫고말고』, 제일미디어, 1997.

최희석 ───────────────────────────────

나주 출생
광주제일고등학교 졸업
원광대학교 한의과대학 및 동 대학원 졸업
한의학박사
전) 조선대학교 환경보건대학원 겸임교수
　　소성한의원장
현) 자연그린한방병원장

『임상한의학 어떻게 공부할 것인가?』
『임상맥진강좌입문』
『한의사의 하루진료』
『태교신기』
『암환자의 임상사례집』
『암의 한방치료와 건강관리』
『암투병일지』

한의사를 위한 의학정보 인터넷 카페
(희망의 한의학: http://cafe.daum.net/newdoctor1)
환자를 위한 인터넷 건강생활법정보 카페
(자연그린건강나눔터: http://cafe.daum.net/newdoctor)

한의학의 암(癌) 진단과 치료

초판발행 | 2011년 11월 1일
중　　쇄 | 2012년 12월 1일

지 은 이 | 최희석
펴 낸 이 | 채종준
펴 낸 곳 | 한국학술정보㈜
주　　소 | 경기도 파주시 문발동 파주출판문화정보산업단지 513-5
전　　화 | 031) 908-3181(대표)
팩　　스 | 031) 908-3189
홈페이지 | http://ebook.kstudy.com
E-mail | 출판사업부　publish@kstudy.com
등　　록 | 제일산-115호(2000. 6. 19)

ISBN　　978-89-268-2765-9 93510 (Paper Book)
　　　　　978-89-268-2766-6 98510 (e-Book)